NUEVOS TRATAMIENTOS NATURALES CONTRA EL CÁNCER

edicionesmasters@gmail.com

Madrid (Spain)
ISBN: 978-84-96319-68-4

Quien desee contactar con el autor, puede hacerlo al email arriba expresado, en la seguridad que será contestado.

La Medicina Natural, la más antigua y fiable de las medicinas, proporciona al enfermo de cáncer una puerta abierta a la esperanza, no solamente para mitigar sus dolencias, sino para darle una buena calidad de vida y, en lo posible, conseguir curar su enfermedad.

En este libro encontrará el lector todo cuanto se ha descubierto en los últimos años sobre esta enfermedad, así como la descripción detallada de todos los remedios naturales a su alcance, entre ellos los antioxidantes, las plantas medicinales y los antitumorales.

Pero, y esto es importante, no hay ningún tratamiento, sea convencional o alternativo, que le pueda garantizar a un enfermo la curación. El mayor problema es la disyuntiva del afectado de un cáncer maligno, en ocasiones con fecha probable de muerte, quien lo único que quiere es curarse y por eso acude a los especialistas que le puedan dar esa esperanza. Personalmente, y eso debe quedar bien claro, insisto en la libertad del enfermo para decidir qué quiere hacer con su cuerpo y qué quiere introducir en él. Su decisión, no obstante, puede ser errónea o acertada pero, de cualquier modo, es su libertad.

Recomendado por la Agrupación Española para el fomento de las Medicinas Alternativas

NUEVOS TRATAMIENTOS NATURALES CONTRA EL CÁNCER

Autor: Adolfo Pérez Agustí

Dicen algunos médicos que no hay que dar falsas esperanzas a los enfermos desahuciados, pero es mucho peor quitar toda esperanza.

La soberbia de muchos profesionales de la medicina química les ha llevado al tremendo error de creer que si ellos no son capaces de curar a sus enfermos, nadie más lo podrá hacer, y ese pensamiento lo transmiten a sus disciplinados y crédulos pacientes quienes, cuando deciden acudir a un experto en medicina natural, lo hacen a escondidas, como quien sabe que está realizando algo incorrecto que ofenderá a su médico.
Indignante es igualmente la posición de una gran parte de los representantes de la medicina química, arropados y protegidos por leyes elaboradas por ellos mismos, cuando ridiculizan y menosprecian la ingente y eficaz labor ejercida por los miles de profesionales de las medicinas alternativas. Aunque en ellos están las alternativas para la mayoría de las enfermedades que aquejan a los seres humanos, confusos por falta de buenos representantes, y desperdigados sin posibilidad de lograr una unión que les dé fuerza ante la ley, asisten entristecidos a la prepotente difusión de la medicina química.
Cual, si fuera una inquisición de nuevo cuño, con sus obispos científicos controlando la sanidad mundial, los químicos han conseguido que los médicos naturistas no dispongan de ninguna libertad para curar a los enfermos que voluntariamente acuden a sus consultas. Tal es la hegemonía impuesta, que han conseguido que hasta los legisladores les protejan, del mismo modo que la inquisición eclesiástica protegió hace años a quienes profesaban la religión cristiana. Fuera de ellos estaban las otras religiones, todas perseguidas, humilladas y hasta reos de cárcel u hoguera, pues el castigo debía ser inmenso para quienes renegaban de esa única religión. Comparen la situación actual de las medicinas alternativas y encontrarán un paralelismo asombroso. Según ellos, nosotros somos "seudocientíficos", obviando que toda verdad científica será rebatida y refutada con el paso del tiempo.

Piensen en Aristóteles y Newton, por ejemplo, y verán de qué les estoy hablando. Las conclusiones de estos dos grandes genios de la humanidad, están ahora obsoletas.

Pero no solamente la medicina natural ha sido condenada al ostracismo, sino que quienes deciden ponerse en manos de estos profesionales son tachados con frecuencia de ilusos, estúpidos e ignorantes, resultando un ejercicio de intenso valor confesar que se es creyente en las medicinas alternativas. Hasta tal punto es así, que cuando una persona aquejada de cáncer terminal acude a un naturópata, siempre tiene a su lado una serie de personas que le dirán que "solamente quieren sacarle el dinero", como si los médicos químicos le hubiesen intentado curar gratis. En consecuencia, el enfermo ha perdido la libertad de escoger con quién y cómo quiere curarse, algo imposible de admitir en las sociedades libres.

Afortunadamente, hay ya tal cantidad de libros divulgativos sobre las posibilidades curativas de la medicina natural, que quien quiera conocernos no tiene problemas, aunque todavía hay editoriales que obligan a su autor a poner esa frase de, "Consulte a su médico", refiriéndose, faltaría más, a un médico químico. Este no es mi caso.

Y ahora, leen unas declaraciones de un experto oncólogo:

"Ahora se corre el peligro de sobrediagnosticar, alarmar o irradiar de más. Miles de personas reciben radiación innecesaria buscando un mal que no tienen, cuando ahora se puede diagnosticar con un análisis de sangre, aunque no todos los cánceres son detectables en sangre. Es más, algunos cánceres no deben ser tratados."

CAPÍTULO 1

Toda enfermedad es simple en la causa y compleja en su manifestación

¿QUÉ ES EL CÁNCER?

Escuetamente se trata de un proceso maligno degenerativo que crece de forma independiente al resto de los tejidos y mucho más aprisa que las células normales, llegando a invadir los tejidos locales, primero, y posteriormente el resto del cuerpo, quizá por disponer de un metabolismo independiente.

Realmente nos encontramos con una enfermedad que se caracteriza por la división y crecimiento descontrolado (¿) de las células, las cuales poseen la capacidad de invadir el órgano donde se originaron, de viajar por la sangre y el líquido linfático hasta otros órganos más alejados y crecer en ellos, lo que denominamos metástasis y que explicaremos más adelante. Sin embargo, y aunque empleemos habitualmente la misma denominación, lo cierto es que ya se conocen al menos 200 tipos de enfermedades (tumores malignos) englobadas bajo el mismo nombre.

Sinónimo de muerte prematura y frecuentemente muy dolorosa e incapacitante, cada una de ellas posee unas características particulares, algunos casos completamente diferentes al resto de las otras, pudiendo considerarse enfermedades independientes, con sus causas, su evolución y su tratamiento específico.

Desarrollo

Para que se produzca un cáncer es necesario que de forma acumulativa y continuada se produzcan alteraciones celulares durante un largo periodo de tiempo, generalmente años. Antes, el sistema defensivo y los antioxidantes suelen controlar perfectamente este crecimiento anómalo y posiblemente una gran cantidad de tumores malignos desaparecen sin que el propio enfermo haya sido consciente de su enfermedad.
El cáncer se origina cuando las células normales se transforman en cancerígenas, es decir, adquieren la capacidad de multiplicarse descontroladamente e invadir tejidos y otros órganos. Este proceso se denomina carcinogénesis y suele durar varios años y pasar por diferentes fases. Las sustancias responsables de producir esta transformación se llaman agentes carcinógenos, tan variados y a nuestro alrededor que resulta imposible evitar todos. Un ejemplo de ellos son las radiaciones ultravioleta del sol, los rayos X, el amianto o el virus del papiloma humano.
La **primera fase** comienza cuando estos agentes actúan sobre la célula alterando su material genético (mutación), y aunque una primera mutación no es suficiente para que se genere un cáncer, es el inicio del proceso. La condición indispensable es que la célula alterada sea capaz de dividirse. Como resultado, las células dañadas comienzan a multiplicarse a una velocidad ligeramente superior a la normal, transmitiendo a sus descendientes la mutación. A esto se le llama fase de **iniciación tumoral** y las células involucradas en esta fase se llaman células iniciadas. La alteración producida es irreversible, pero insuficiente para desarrollar el cáncer. Nuestras defensas orgánicas y los antioxidantes, entre otros, pueden controlar esta fase. Sin embargo, los trastornos emocionales intensos, como

más adelante veremos, pueden hacer que el cáncer pase a una nueva fase en la cual las células iniciadas actúan de nuevo y de forma repetida.
Cuando los agentes carcinógenos se hayan presentes de forma continuada, la multiplicación celular comienza a ser más rápida y la probabilidad de que se produzcan nuevas mutaciones aumenta. A esto se le llama **fase de promoción** y las células involucradas en esta fase se denominan **células promocionadas**. Actualmente conocemos muchos factores que actúan sobre esta fase, como el tabaco, la alimentación inadecuada, el alcohol, el estrés, etc…
Por último, las células iniciadas y promocionadas sufren nuevas mutaciones. Cada vez se hacen más anómalas en su crecimiento y comportamiento. Adquieren la capacidad de invasión, tanto a nivel local infiltrando los tejidos de alrededor, como a distancia, originando las metástasis. Es la **fase de progresión**. Podríamos considerar ahora que estas células se han vuelto locas. No obstante, quizá se trate simplemente de un proceso de supervivencia de esas células.
Las células cancerosas malignas presentes ya en esta fase, se distinguen de las otras, las sanas, en que no obedecen al código reproductor normal y se multiplican escapando a las leyes conocidas de una manera aparentemente anárquica, al menos para nuestros conocimientos. Invaden los tejidos próximos y lejanos provocando la necrosis y son capaces de diseminarse por el tejido linfático o sanguíneo. Las mutaciones en el ADN se realizan en varias etapas y hacen que la célula se vuelva maligna, pudiendo durar este proceso varios años. A partir de entonces, adquieren la capacidad de funcionar fuera de los cauces normales y su respuesta a los estímulos hormonales e inmunitarios está modificada, careciendo de la capacidad de cooperación con el resto del cuerpo. Su crecimiento no tiene

límite y son capaces de robar todos los nutrientes que encuentran a su alcance, privando al resto de las células sanas de ellos. La muerte del organismo que las alberga no parece ser un freno para su poder destructivo. Lo importante, es su propia supervivencia.
Como resultado de la incapacidad del sistema orgánico para detenerlas, las células aumentan su número, presentan alteraciones de forma, tamaño y función y poseen la capacidad de invadir otras partes del organismo formando nódulos, aunque no siempre. En las leucemias, por ejemplo, las células alteradas crecen e invaden la médula ósea (tejido que se encarga de la formación de las células de la sangre). Con el tiempo, las células salen al exterior e invaden la sangre y otros órganos. Aun así, no se puede comparar el proceso por el que pueden estar pasando dos personas que tienen un mismo diagnóstico de cáncer. Sus síntomas, tratamientos y evolución pueden ser totalmente diferentes. En este aspecto, hay que destacar que la evolución de cada cáncer está sujeta a múltiples factores que van a interactuar entre sí. Estos factores varían dependiendo tanto del tumor como del paciente, no existiendo un tratamiento único para un mismo tipo de cáncer.

Tipos de cáncer

Los **carcinomas**, los tipos más comunes de cáncer, se originan de las células que cubren las superficies externas e internas del cuerpo. Los cánceres de pulmón, de seno (mama) y de colon, son los cánceres más frecuentes de este tipo.
Los **sarcomas** son cánceres que se originan de células que se encuentran en los tejidos de soporte del cuerpo, como por ejemplo, hueso, cartílago, grasa, tejido conectivo y músculo.
Los **linfomas** son cánceres que se originan en los ganglios

linfáticos y en los tejidos del sistema inmunológico del cuerpo. Las **leucemias** son cánceres de las células inmaduras de la sangre que crecen en la médula ósea y que tienen la tendencia a acumularse en grandes cantidades en el torrente sanguíneo.

Características de las células de un tumor maligno

En 2000, los biólogos Robert Weinberg y Douglas Hanahan publicaron un artículo titulado "The Hallmarks of Cancer", en donde aunque reconocían que los cánceres se producen a través de una serie de mutaciones en cualquiera de los genes, enumeraron seis alteraciones esenciales en la fisiología celular que caracterizaban la malignidad:

Auto-suficiencia en las señales de crecimiento:
Las células cancerosas adquieren un impulso autónomo para proliferar -mitosis patológica- en virtud de la activación de oncogenes como ras o myc.

Insensibilidad a las señales inhibidoras del crecimiento (anticuerpo):
Las células cancerosas inactivan genes supresores de tumores, como Rb, que normalmente inhiben el crecimiento.

Evasión de la muerte celular programada (apoptosis):
Las células cancerosas suprimen e inactivan genes y vías que normalmente permiten que las células mueran.

Potencial de *replicación* ilimitado:
Las células cancerosas activan vías genéticas específicas que las hacen inmortales incluso después de generaciones de crecimiento.

Angiogénesis sostenida:
Las células cancerosas adquieren la capacidad de extraer su propio suministro de sangre y vasos sanguíneos -angiogénesis tumoral.
Invasión de tejidos y metástasis:
Las células cancerosas adquieren la capacidad de migrar a otros órganos, invaden otros tejidos y colonizan estos órganos, lo que da lugar a su propagación por todo el cuerpo.

También definieron ciertos conceptos:

1. ***Displasia**:* los mecanismos reguladores que mantienen el equilibrio de las células son incapaces de controlar su división, produciendo un cúmulo de células. Normalmente da lugar a un bulto o tumor.
2. ***Neoplasia**:* las células presentan variaciones en su forma, tamaño y función. Estas células dejan de actuar como deben y adquieren nuevas propiedades que configuran el carácter maligno.
3. ***Capacidad de invasión:*** el cáncer puede extenderse por el organismo, utilizando para ello diferentes vías. Las más comunes son:

   La *propagación local.* Las células tumorales invaden los tejidos vecinos, infiltrándose en ellos.
   La *propagación a distancia.* Ocurre cuando algún grupo de células malignas se desprende del tumor original donde se generó para trasladarse a otros lugares del organismo. Fundamentalmente, se propagan por los vasos sanguíneos y linfáticos, para después desarrollar tumores malignos secundarios.

División celular normal

Nuestro organismo está constituido por un conjunto de células, sólo visibles a través de un microscopio, que se dividen periódicamente y de forma regular con el fin de reemplazar a las ya envejecidas o muertas, y mantener así la integridad y el correcto funcionamiento de los distintos órganos.
El proceso de división de las células está regulado por una serie de mecanismos de control que indican a la célula cuándo comenzar a dividirse y cuándo permanecer estática. Cuando estos mecanismos de control se alteran en una célula, ésta y sus descendientes inician una división incontrolada, que con el tiempo dará lugar a un tumor o nódulo. Cuando las células que constituyen dicho tumor no poseen la capacidad de invadir y destruir otros órganos, hablamos de tumores benignos. Pero cuando estas células además de crecer sin control sufren nuevas alteraciones y adquieren la facultad de invadir tejidos y órganos de alrededor (infiltración), y de trasladarse y proliferar en otras partes del organismo (metástasis), se denomina tumor maligno, que es a lo que llamamos cáncer.
Quizá, y esto es una hipótesis, en realidad en la fase de formación de un tumor benigno la célula muta para sobrevivir. Si en ese momento se la ataca, se hace maligna para desarrollar nuevos mecanismos más eficaces de supervivencia.

Metástasis

La metástasis se produce mediante la adhesión de las células tumorales en el endotelio vascular, con lo cual consiguen así su nutrición desde el mismo sistema circulatorio, llegando entonces a formar un nódulo tumoral independiente. Para definirlo como metástasis deberá haberse diseminado el tumor maligno por

otros órganos distantes, frecuentemente por vía sanguínea o linfática.
Los cánceres son capaces de propagarse por el cuerpo gracias a dos mecanismos: invasión y metástasis. La ***invasión*** es la migración y penetración directa de las células del cáncer en los tejidos vecinos, mientras que la ***metástasis*** es la capacidad de las células del cáncer de crecer en un nuevo foco (metástasis) en tejidos normales de otra parte del cuerpo.
Puesto que ya sabemos que los tumores se clasifican como benignos o malignos dependiendo de si pueden invadir localmente o metastatizar a órganos distantes, su crecimiento también será muy diferente. En los tumores benignos el crecimiento es local y lento, mientras que los malignos son capaces de propagarse por invasión y metástasis. Por definición, el término "cáncer" se aplica solamente a los tumores malignos, debiendo existir cuanto antes un diagnóstico diferencial para evaluar el alcance del mal y las posibilidades de curación.

El primer problema surge cuando, ante la presencia de un tumor benigno, con apenas afectación y sintomatología, se decide eliminarlo cuanto antes para evitar que, en un futuro, se pueda malignizar. Pero con demasiada frecuencia esa células hasta entonces tranquilas, se rebelan con una gran agresividad al saberse atacadas, diseminándose las supervivientes por el torrente sanguíneo en espera de una nueva oportunidad. Pero ahora han aprendido, como un grupo de resistencia bélico, a defenderse y a su conocimiento sobre el enemigo hay que añadir su, llamémosle así, enfado. ¿No es acaso el interior del cuerpo humano una reproducción del ciclo de la naturaleza? Razonablemente, cuando una especie es atacada por otra la lucha es encarnizada y solamente el más hábil logra la victoria.

Una vez que sabemos que la causa principal de muerte de un paciente por cáncer son las metástasis, deberemos evitar que este hecho se produzca, aunque para ello hay que comprender las razones que llevan a que un grupo inicialmente de células benignas, que viven en simbiosis con el organismo que las alberga, decidan mutar y atacar con tanta rapidez y eficacia, al mismo tiempo que se reproducen de manera rápida y asombrosa. Es como si estas nuevas generaciones de células malignas tuvieran grabada en sus genes toda la información sobre cómo sobrevivir y responder al ataque. No necesitan aprender. Algo similar a lo que ocurre cuando una bacteria determinada no es atacada correctamente con los antibióticos, desarrollándose lo que ya conocemos como "resistencia bacteriana".

En el desarrollo del cáncer maligno hay un momento inicial en el cual las células cancerígenas se extienden a los ganglios linfáticos cercanos al tumor primario (ganglios linfáticos regionales), lo que denominamos como invasión ganglionar, adenopatías, ganglios linfáticos positivos, o enfermedad regional. Posteriormente se extiende a otros órganos vitales, lo que indica la sabiduría que tienen estas células. Su misión es aniquilar al organismo que las ha atacado por medios externos, aún ha costa de su propia supervivencia. ¿Qué habría pasado si hubiéramos dejado a estas células benignas sobrevivir? ¿No habría sido más correcto potenciar al sistema inmunitario para que se encargase, mucho más acertadamente, de controlarlas o eliminarlas?
Una vez sobrepasada la barrera del sistema linfático (eficaz sistema de defensa), las células cancerosas se diseminan y forman un tumor nuevo, secundario o metastásico, muy parecidas al tumor original y por tanto poco detectables por las defensas orgánicas. Están en ese momento camufladas, por

decirlo de un modo sencillo. Por ejemplo, si un cáncer de mama se disemina (metastatiza) al pulmón, el tumor secundario está formado de células malignas del cáncer del mama. La enfermedad en el pulmón es cáncer de mama metastásico y no cáncer de pulmón.

¿Por qué eligen siempre estas células malignas los órganos más vitales? ¿Cómo han logrado saber qué elementos son esenciales para la vida? Y una vez que admitimos esa gran inteligencia de supervivencia ¿no habrá algún sistema de engañarlas para llevarlas a una trampa mortal? El problema es que nuestros científicos no se han preocupado de buscar un paralelismo entre el interior de nuestro cuerpo y el exterior, lo que indica una estrechez de miras preocupante en un científico.

Las células malignas necesitan un vehículo para migrar a otras partes más lejanas y sabiendo que los torrentes sanguíneos y linfáticos son sumamente veloces (¿cómo han logrado saberlo?), una vez separadas del tumor primario, se unen y degradan las proteínas de la matriz celular (el conjunto de células externas que forman un tejido) circundante, que separa el tumor del tejido colindante. Degradando estas proteínas, las células del cáncer pueden practicar una abertura en la matriz extracelular y escaparse. En ese momento es cuando son más débiles, pues todavía no han alcanzado un tejido lo suficientemente rico en nutrientes como para sobrevivir. Un cáncer de cabeza y cuello, por ejemplo, cuando metastatiza lo hace comúnmente a través del sistema linfático hasta los ganglios linfáticos del cuello. Una vez establecidos en su nueva colonia, pasará un periodo variable en el cual necesitan ganar fortaleza y aumentar su número, al mismo tiempo que crean una nueva red de vasos sanguíneos, lo que se conoce como angiogénesis. Ya tienen asegurado el suministro de comida, oxígeno (aunque la mayoría no lo

necesitan, pues son anaerobias) y la eliminación de los residuos. Hay una tregua, pero la próxima batalla está cercana.
Una vez que han ganado poder, producen moléculas que envían señales al tejido normal huésped circundante. Estas señales activan ciertos genes en el tejido huésped que responde con la síntesis de proteínas que estimulan el crecimiento de nuevos vasos sanguíneos. Han logrado ayuda del inocente enemigo, el cual no considera necesario movilizar sus defensas contra el invasor. La metástasis ha comenzado, aunque siguen siendo muy débiles.

Teoría genética de la metástasis

En 2004, investigadores del Instituto Tecnológico de Massachusetts (MIT) descubrieron que un gen localizado en el cromosoma 7 cumple un papel central en la producción y propagación de metástasis a órganos distantes. La proteína producida por este gen controla la reproducción de tejidos embrionarios, pero normalmente se desactiva por completo una vez que el feto está ya formado.
Aparentemente, la duda que había preocupado a los oncólogos durante siglos ("¿cómo consigue el cáncer producir todos los complejos procesos necesarios para desarrollar una metástasis?") tiene una respuesta muy sencilla: no hace nada por sí mismo, pero se sirve de otras células. El cáncer es por definición un tejido desorganizado, anormal, y poco especializado, por lo que sencillamente aprovecha un mecanismo celular normal y preexistente, que debiera haberse inactivado luego del nacimiento.
El responsable de esta conducta es un gen que sintetiza una proteína llamada "twist", cuya función normal es "encender" y "apagar" a otros genes (o decirles cuándo activarse y cuándo

no). Twist está muy activo en el desarrollo embrionario temprano, cuando dirige a los tejidos en formación, ayuda a organizarlos y les indica hacia dónde tienen que migrar. Cumplida su misión, la proteína twist "se duerme" y queda inactiva durante el resto de la vida del individuo.
Las investigaciones demostraron que la proteína derivada de este gen no existe en las células normales ni en el cáncer primitivo, pero que está sumamente activa en los tejidos metastásicos. ¿Qué o quién ha activado de nuevo a esta proteína? Si se desactiva el gen responsable de sintetizar twist en algunas células metastásicas y se inoculan luego en animales de experimentación, estos desarrollan un tumor pero ninguna metástasis. Si el tejido se inyecta sin desactivar el gen, el animal desarrollará el tumor primitivo y una o varias metástasis. Muy probablemente sean las células cancerosas, dotadas ya de una inteligencia insólita, quienes activan estas reacciones que necesitan para migrar.
Aunque las implicaciones clínicas de este descubrimiento aún no estaban claras, se cree que podría desarrollarse en el futuro una droga inhibidora del gen twist que haría desaparecer la capacidad metastásica de ciertos tumores. De hecho, es posible decir si un cáncer hará metástasis o no simplemente observando si el gen twist está activo o apagado.

Metástasis y tumor primario

Las metástasis teóricamente deben corresponder siempre con un tumor primario, es decir un tumor que empezó con una célula o células malignas en otra parte del cuerpo. Sin embargo, cerca del 10% de pacientes que se diagnostican tienen metástasis sin encontrar un tumor primario, lo que no quiere decir que no exista. Los estudios han demostrado que si la historia clínica simple no revela la fuente del cáncer (por ejemplo, hemoptisis: cáncer de pulmón, hematuria: cáncer de vejiga), las pruebas de imagen complejas tampoco. En algunos de estos casos aparece más adelante el tumor primario, lo que indica que no pudo ser detectado.

Diagnóstico de tumores primarios y secundarios

Las células de un tumor metastásico se parece a las del tumor primario. Una vez que el tejido canceroso se examina al microscopio para determinar el tipo celular, un médico puede decir generalmente si ese tipo de célula ha sido encontrado normalmente en la parte del cuerpo del cual la muestra de tejido fue tomada. Por ejemplo, las células del cáncer de mama se parecen entre sí tanto si han sido encontradas en la mama o se han diseminado a otra parte del cuerpo. Así pues, si una muestra del tejido tomada de un tumor en el pulmón contiene las células que se parecen a las células de la mama, se diagnostica que el tumor del pulmón es un tumor secundario o metastásico.

Los cánceres metastásicos se pueden diagnosticar al mismo tiempo que el tumor primario, meses, o años más adelante. Cuando un segundo tumor se encuentra en un paciente que ha sido tratado de cáncer en el pasado, es más probable que sea una metástasis que otro tumor primario. Las células, sencillamente, huyeron ante el ataque primario y buscaron refugio en zonas aparentemente sanas, pero indudablemente ya debilitadas por diversas razones, quizá por la quimioterapia del tratamiento inicial. ¿Se debe tratar entonces un tumor benigno para evitar que se pueda malignizar, o dejarlo allí, como un parásito que apenas causa daño?

Como hemos dicho, cerca del 10% de pacientes con cáncer se diagnostican de un tumor secundario, pero no se puede hallar ningún tumor primario, a pesar de pruebas diagnósticas complejas. Los médicos denominan al tumor primario desconocido u oculto, y dicen que el paciente padece de un cáncer de origen primario desconocido o metástasis de origen desconocido. En casos raros (por ejemplo un melanoma) no se encuentra ningún tumor primario incluso en la autopsia. Por lo tanto se piensa que algunos tumores primarios pueden curarse totalmente, pero dejan sus metástasis detrás. La conclusión es sencilla, y demuestra que el tumor primario migró en su totalidad a zonas más seguras. Como un ejército invasor rechazado, se aleja de su enemigo y se oculta en espera de rearmarse, ahora con mucha mayor experiencia y eficacia.

Lugar de las metástasis

Las localizaciones más frecuentes de las metástasis son los órganos más irrigados por la sangre como son el cerebro, los pulmones, el hígado, los huesos y las glándulas suprarrenales, Sin embargo, no es frecuente en los riñones y el propio corazón, pese a que por sus cavidades pasan muchos litros de sangre al día. ¿Es necesario, pues, el oxígeno para estas células? Obviamente no, pues emplean el sulfato como oxidante, muriendo en presencia de oxígeno. Ello nos lleva a considerar que se trata de organismo anaeróbicos obligados, lo que explicaría los buenos efectos que poseen los antioxidantes, elementos que actúan contra los mecanismos anaerobios, permitiendo la oxirreducción. Los pulmones, que aparentemente son ricos en oxígeno, lo son solamente en los espacios alveolares, siendo cedido rápidamente al torrente sanguíneo. Además, no aportan nutrientes.
También existe la tendencia de ciertos tumores a diseminarse en determinados órganos, por ejemplo el cáncer de próstata, aunque

pueden diseminarse en cualquier órgano, siendo los huesos un lugar muy frecuente. Igualmente el cáncer de colon se expande hacia el hígado y el cáncer de estómago en los ovarios en el caso de las mujeres, llamándose en este caso tumor de Krukenberg.
Los cánceres que más metastatizan son los más habituales en la población, como el cáncer de mama, el cáncer de pulmón, el cáncer colorrectal y el cáncer de próstata. ¿Existe una explicación para esto? Probablemente es más sencilla de lo que parece. Puesto que se trata de células dotadas de una capacidad de resistencia y supervivencia muy elevada, necesitan un lugar con los nutrientes necesarios para ello, pobre en oxígeno y poco susceptible de ser atacado por las defensas orgánicas. Si la zona primaria no es adecuada en ese individuo, posiblemente por la propia resistencia orgánica, deberán buscar otro lugar más adecuado.
Los huesos, con su contenido en médula ósea, rica en elementos vitales, es un lugar propicio, lo mismo que el hígado, órgano que contiene el 10% de la sangre total, además de vitaminas y minerales. Finalmente, los ovarios, centro de la vida para las nuevas generaciones, es otro lugar muy adecuado para que se desarrollen grandes colonias de células malignas.

CAPÍTULO 2

TRATAMIENTO ALÓPATA DEL CÁNCER

Cuando el cáncer ha producido metástasis, se trata habitualmente con quimioterapia, radioterapia, terapia biológica, tratamiento hormonal, cirugía, o una combinación de éstos, además de los numerosos tratamientos naturales. La elección del tratamiento depende generalmente del tipo de cáncer primario, del tamaño, la localización de la metástasis, la edad, la salud general del paciente y los tipos de tratamientos usados previamente. En los pacientes diagnosticados de metástasis de origen desconocido, se insiste en tratar la enfermedad incluso cuando el tumor primario no pueda ser localizado. Con demasiada frecuencia el tratamiento químico solamente contribuye a un rápido deterioro de la salud del enfermo, quien no solamente debe hacer frente a la propia enfermedad cancerosa, sino a los agresivos y con frecuencia letales tratamientos. Económicamente, estos inútiles tratamientos suponen un enorme gasto para la sanidad pública y para el paciente que decide acudir a los centros privados. Indudablemente alguien se beneficia de ello, pero no precisamente el enfermo.

Cuando un cáncer presenta metástasis se encuentra en la fase o estadio más avanzado (estadio IV). Desafortunadamente las opciones de tratamiento disponibles raramente curan a los pacientes, tal y como más adelante demostraremos. Algunos tumores como el cáncer testicular y ciertos linfomas pueden responder bien inicialmente al tratamiento, aunque pasados un máximo de cinco años se reproduce con inusitada violencia.

Estos son los tratamientos más habituales dentro de la medicina química, y que el lector deberá conocer y valorar adecuadamente:

Quimioterapia

Se refiere al tratamiento de cualquier proceso canceroso mediante sustancias químicas que intentan retrasar la tasa de crecimiento de las células tumorales. Sin embargo, su mayor inconveniente es que se trata de un tratamiento poco específico, esto es, que no solamente ataca a las células malignas. Se considera que tienen propiedades citotóxicas (destruyen células) para todas las células en división, tanto malignas como normales. Esta falta de especificidad es responsable de algunos de los efectos secundarios indeseables de la quimioterapia.

Muchas veces, el tratamiento se dirige simplemente a la mejora sintomática y del estado clínico del paciente. En los procesos cancerígenos de la infancia, el tratamiento suele tener como objetivo la curación, pero en los procesos cancerígenos del adulto este objetivo es difícil de conseguir en muchas ocasiones. La reflexión que nos podemos hacer, es que en la infancia el metabolismo está sumamente activo, al mismo tiempo que el sistema defensivo puede ser más eficaz si previamente no se ha saturado de vacunas y antibióticos.

Existen múltiples medicamentos quimioterápicos y combinaciones específicas de fármacos para el tratamiento de formas concretas de cáncer, la mayor parte de ellos actuando en alguna fase del proceso de división celular (mitosis), como, por ejemplo, el movimiento de los cromosomas durante la división celular. Debido a que las mitosis ocurren tanto en células normales como en células malignas, la acción de los fármacos quimioterápicos no puede ser específica y con frecuencia lesionan gravemente células sanas de vital importancia. Tras la administración de fármacos quimioterápicos, las células normales parecen tener una mayor capacidad de recuperación (crecimiento) para regenerar el tejido, lo que permite que el tejido enfermo sea repoblado preferentemente por células normales frente a las tumorales. Sin embargo nunca existe la certeza de que todas las células tumorales hayan sido destruidas. Si no es así, es muy probable que reaparezca el tumor, aunque esto no depende sólo del número de células tumorales supervivientes, sino también de la capacidad del sistema inmunológico de destruirlas cuando están más debilitadas. Esta es la fase más controvertida, y durante la cual la medicina natural tiene su mejor opción: reforzar el sistema inmunitario y la capacidad de formar tejidos nuevos.

El primer grupo de medicamentos lo constituyen los **agentes alquilantes**. Se trata de fármacos que funcionan atacando directamente el DNA de una célula, pudiendo actuar en cualquier momento del ciclo celular, aunque son más eficaces durante la síntesis de DNA. Se emplean en el tratamiento de la enfermedad de Hodgkin (un linfoma, o proceso maligno del tejido linfoide), y en otros tipos de linfomas; en la leucemia linfocítica crónica; en el mieloma múltiple (un tumor de células plasmáticas); y también a veces en el tratamiento de los seminomas (tumores de los testículos); en el carcinoma de ovario; en el cáncer de mama; en el neuroblastoma (un tumor de células nerviosas primitivas común en la infancia), y en algunos sarcomas (tumores de partes blandas como el músculo voluntario o la grasa, o el hueso). Los agentes alquilantes se administran oral o intravenosamente. Ejemplos de fármacos de esta categoría son: ciclofosfamida, mecloretamina, cisplatin (Platinol), además del clorambucil, el melfalán y la mostaza nitrogenada. Al igual que el resto de los medicamentos, los efectos secundarios incluyen náuseas, vómitos, alopecia, anemia y úlceras bucales, entre otros.

El segundo grupo de fármacos son los **antimetabolitos**, copias preparadas de forma sintética de sustancias naturales esenciales en el metabolismo de las células proliferantes normales. Bloquean el crecimiento celular al interferir con la síntesis de DNA, simulando una sustancia que participa en su síntesis e inhiben la producción de un ácido necesario para que el DNA sea sintetizado. Los antimetabolitos afectan la etapa "S" del ciclo celular y sirven para tratar tumores de la vía digestiva, mamarios y ováricos. Se administran por vía oral o intravenosa; ejemplos de ellos son 6-mercaptopurina y 5-fluorouracilo. Son de este tipo los fármacos quimioterápicos antagonistas del ácido fólico. En la práctica clínica, se utilizan en el tratamiento de la leucemia linfoblástica, el linfoma de Burkit (una forma de linfoma frecuente en la infancia en África) y otros linfomas. También son eficaces en ocasiones en el tratamiento de los cánceres de cabeza y cuello. Sus efectos secundarios son notorios en los fetos de mujeres embarazadas, ocasionando cardiopatías y defectos en las vías urinarias que se suelen minimizar con suplementos precisamente de ácido fólico.

El tercer grupo de fármacos son los análogos de **purinas**. Las nitrosoureas son similares a los agentes alquilantes, y trabajan inhibiendo los cambios necesarios para la reparación de DNA. Un rasgo muy importante es que pueden atravesar la barrera hematoencefálica, hecho que les hace muy útiles en el tratamiento de los tumores cerebrales. También pueden servir para tratar linfomas y melanomas. Las nitrosoureas son administradas por vía oral o intravenosa. Ejemplos de fármacos en esta clase son: carmustina y lomustina. El principal componente de este grupo es el 5-fluorouracilo que también inhibe la producción de ADN e interrumpe la división celular. Se utilizan en el tratamiento de leucemias y linfomas.

El último grupo lo constituyen los **antibióticos citotóxicos** y los alcaloides derivados de la **Vincapervinca** que impiden la división celular. Estos fármacos sirven para tratar tumores de Wilm, así como cánceres de pulmón, mama y testículo. Los alcaloides de la vinca se administran por vía intravenosa. Algunos ejemplos de esta categoría son: vimblastina, vincristina y vinblastina. Antibióticos citotóxicos son la mitomicina C, la toxorubicina y la taunorubicina. Inhiben el ácido ribonucleico, bloqueando la síntesis de proteínas de la célula. Se utilizan con frecuencia para el tratamiento del nefroblastoma (tumor de Wilms), propio de la infancia, y en ocasiones para el teratoma testicular (un tumor particular de los testículos), la enfermedad de Hodgkin y la leucemia linfoblástica.

Las **hormonas esteroides** modifican el crecimiento de los cánceres con dependencia hormonal, provocando un cambio en la forma tridimensional de los receptores en las células, hecho que impide que la célula se fije al requerido elemento de respuesta de estrógeno presente en el DNA. Por lo general, estos medicamentos hormonales se administran por la vía oral y sirven para tratar el cáncer mamario. Algunos ejemplos son: tamoxifeno y flutamida.

Existen otros agentes quimioterapéuticos como la hidroxiurea, la procarbacina y la L-asparaginasa, que actúan inhibiendo el crecimiento de las células tumorales. El interferón es una sustancia producida por las células infectadas por virus que produce una interrupción de la división celular en algunas células sensibles, aunque no se conoce el mecanismo exacto.

Efectos secundarios generales de la quimioterapia

La potencia de los fármacos usados en la quimioterapia tiene efectos secundarios que pueden generar molestias importantes y nuevas enfermedades. Los efectos colaterales típicos de la quimioterapia incluyen problemas digestivos, pérdida de cabello, bajas cifras de las células sanguíneas, erupciones cutáneas, fatiga e infertilidad. Algunos de tales efectos secundarios pueden ser minimizados…con nuevos fármacos, algo poco adecuado para un organismo debilitado por la enfermedad y el agresivo tratamiento.

Los problemas digestivos se vinculan con el esófago, el estómago, los intestinos, el colon y la vejiga. La potencia de la quimioterapia deriva a veces en náuseas, diarreas, estreñimiento y pérdida de apetito. El paciente también puede sufrir aftas bucales y alguna úlcera faríngea. Las células sanas mueren o son dañadas junto con las cancerosas, situación que origina estos problemas. Cuando la quimioterapia concluye, las células no cancerosas, si no han sido definitivamente dañadas, pueden recuperar parcialmente sus funciones normales o ser sustituidas por otras nuevas sanas.

Otro efecto secundario muy importante pueden ser los problemas con la médula ósea. La médula es el sitio donde se crean y maduran los eritrocitos, los leucocitos y las plaquetas. La quimioterapia afecta a dichas células de división rápida casi de igual modo que a las células cancerosas, y muchas son las células sanguíneas que mueren. Una menor producción de cualquiera de estas células puede motivar dificultades. La producción disminuida de eritrocitos sanos, que transportan oxígeno, puede causar anemia. Una baja en el número de leucocitos, las células que combaten a las enfermedades, puede motivar infecciones dado que sin ellos, el cuerpo es incapaz de combatir a los elementos patógenos y la enfermedad. Una cifra menor de plaquetas altera la capacidad de coagulación de la sangre que, a su vez, hace más lenta la cicatrización de las heridas.

Asimismo, la quimioterapia puede motivar la caída de cabello, quizá el efecto secundario más notorio y peor asumido por los enfermos, especialmente mujeres. Se pierde cabello dado que la quimioterapia afecta a los folículos pilosos que crecen de manera constante. Los medicamentos causan que los folículos dejen de reproducirse, hecho que detiene el crecimiento del cabello. Además de esto, el folículo debilitado ya no puede soportar el cabello que sale de él. Entonces, el cabello se separa por completo o se cae por la carencia de apoyo. Al terminar la quimioterapia, el cabello crece de nuevo.

La quimioterapia también puede tener efectos sexuales secundarios. Es posible registrarlos como bajas cifras espermáticas o un daño a los ovarios. De nuevo, la causa es que los quimioterápicos se concentran en las células que se dividen con rapidez, y las de los testículos y los ovarios entran en tal categoría. Es posible que los fármacos produzcan infertilidad temporal o permanente tanto en hombres como entre las mujeres.

Radioterapia

Consiste en la exposición de una zona determinada del organismo a una fuente de radiación ionizante. La radiación puede provenir de una fuente natural como los ***isótopos radiactivos***, o de una fuente artificial como los rayos X. El tratamiento incluye la localización precisa del tumor y la utilización de dosis fraccionadas múltiples, diarias o periódicas,

de irradiación durante un periodo de tiempo determinado. La unidad de dosis absorbida es el gray (Gy) y es equivalente a un julio por kilogramo.
En concreto, los isótopos radiactivos basados en el cobalto-60 se usan por la capacidad que tienen los rayos gamma para destruir tejidos cancerosos. Su aplicación más habitual es el cáncer de tiroides, empleando yoduro de sodio (NaI) que contenga iones de yoduros radiactivos provenientes del yodo-131 o del yodo-123. Allí la radiación destruye a las células cancerosas sin afectar al resto del cuerpo.
La ***radiación ionizante*** lesiona las células mediante su interacción con el ácido desoxirribonucleico (ADN) del núcleo, evitando la división celular normal. Al igual que los agentes citotóxicos utilizados en quimioterapia, hay selectividad limitada en los efectos de este tipo de tratamiento del cáncer, por lo que también se lesionan células normales (no cancerosas). Por este motivo, la radioterapia debe tener en cuenta la localización exacta del tumor que va a ser radiado para minimizar la exposición de los tejidos normales. Es fundamental que el paciente esté colocado con precisión y en la misma postura que pueda adoptar siempre durante la radioterapia.

Las ***bombas de cobalto*** y los aceleradores lineales son las máquinas de teleterapia más utilizadas. La fuente de radiación se monta en un dispositivo que rota sobre el eje del paciente, lo que permite dirigir haces múltiples hacia el centro del tumor (diana) con gran precisión. En general, las bombas de cobalto y los aceleradores lineales se emplean para el tratamiento de carcinomas de la cabeza, cuello y mama.
Para el tratamiento de los linfomas (tumores del tejido linfático) y otros tumores abdominales de localización profunda se utilizan ***aceleradores de alta energía***.

El problema es que además de tratar el cáncer, la radioterapia puede inducirlo. En especial, los niños expuestos a dosis elevadas de radioterapia durante sus primeros años de vida suelen desarrollar más tarde un cáncer de tiroides. Muchas leucemias infantiles se atribuyen a los efectos de la radioterapia para el tratamiento de otros cánceres, o quizá por los chequeos con rayos X para enfermedades menores.
Al igual que con la quimioterapia, la mayoría de los pacientes sometidos a radioterapia presentan efectos secundarios que consisten en letargia y pérdida de apetito. También pueden aparecer náuseas y vómitos. En la piel son frecuentes el eritema (enrojecimiento), descamación seca y el prurito (picor). En ocasiones, la radioterapia puede producir una enteritis por radiación (inflamación del tracto gastrointestinal) y también puede provocar una supresión de la médula ósea. Aparece inmunodepresión profunda y los pacientes desarrollan con frecuencia infecciones ocasionales como la tuberculosis, infecciones por hongos y enfermedades parasitarias.

Terapia biológica

Es un término confuso empleado para confundir a médicos y pacientes, tratando de promocionar algo que no se puede denominar como quimioterapia tradicional. A veces también se los llama tratamientos moleculares, término que confunde aún más al paciente haciéndole creer que estamos ante un tratamiento del futuro. Algunos dicen que "despiertan" al sistema inmunitario (lo que quiere decir que en ese momento estaría dormido), mientras que otros alegan cerrar las "puertas moleculares" por las que la células malignas se proveen de nutrientes esenciales.

Otros insisten en que activan genes que protegen contra el cáncer o desactivan otros que lo favorecen, como si de interruptores de la luz se tratase. También los hay que estorban la formación de nuevos vasos sanguíneos, necesarios para llevar sangre fresca a un cáncer en crecimiento, o que producen interferencias en los mecanismos de comunicación de los genes de las células cancerosas con el exterior. Lo más sensato es no confiar ni en el médico que los prescribe, ni en el medicamento.

Cirugía

Dependiendo del objetivo o fin que tenga la intervención quirúrgica ésta tendrá una denominación propia y una modalidad específica:

Cirugía diagnóstica:

Como su propio nombre indica, su objetivo es establecer un diagnóstico definitivo sobre la enfermedad y la extensión de la misma. Dentro de ella se encuentra la punción, biopsia, citología aspirativa con aguja fina, laparotomía y toracotomía exploradoras. Son métodos en absoluto inocuos, capaces la mayoría de las veces de reactivar un tumor aparentemente benigno o inactivo. Si hasta entonces apenas le ha causado molestias ¿por qué no dejarlo así?

Cirugía radical o curativa:

Objetivo, extirpar total y definitivamente el tumor. Como ya hemos explicado antes, extirpar totalmente un tumor solamente sirve para un alivio temporal (máximo cinco años), pues la migración a otro órgano es un hecho casi seguro y con ello la imposibilidad de tratarlo de modo eficaz.

Cirugía paliativa:

En tumores inextirpables, dirigida a eliminar o aliviar las complicaciones propias de la tumoración.

Cirugía de las recidivas:
Se emplea para recidivas tumorales, lo que ocasiona lesiones en otro órgano.
Cirugía como tratamiento coadyuvante:
Se suele unir a la quimioterapia y la radiación, lo que indudablemente deja al enfermo con pocas posibilidades de recuperación.
Cirugía como inmunoterapia: Intento de generar una inmunodepresión de las células tumorales.
Cirugía radioinmunoguiada: Utilización de anticuerpos marcados radiactivamente que se fijen a las células cancerosas y permitan determinar la distribución de éstas.

Tratamiento hormonal
Aunque las hormonas favorecen el crecimiento de algunos tipos de células cancerosas, como las del cáncer del seno y el cáncer de próstata, en otros casos pueden eliminar las células cancerosas, retrasar su crecimiento o detenerlo. La terapia hormonal como tratamiento para el cáncer puede incluir la administración de medicamentos que interfieran con la actividad de la hormona o que detengan la producción de hormonas. La terapia hormonal puede consistir en la extirpación quirúrgica de una glándula que produce las hormonas, evitando así que estas sustancias ayuden a crecer las células cancerosas.
Si la prueba indica que las hormonas afectan el cáncer, éste se puede tratar de una de las siguientes maneras:

- Tratamiento de las células cancerosas para evitar que reciban las hormonas que necesitan para crecer
- Tratamiento de las glándulas que producen hormonas para evitar que generen hormonas

- Cirugía para extirpar las glándulas que producen las hormonas, como los ovarios que producen estrógeno o los testículos que producen testosterona.

CAPÍTULO 3

SISTEMA DEFENSIVO

Sistema inmunitario

Los órganos que forman parte del sistema inmunológico se llaman órganos linfoides, los cuales influyen en el crecimiento, el desarrollo y en la liberación de linfocitos (cierto tipo de glóbulos blancos). Los vasos sanguíneos y los vasos linfáticos son parte importante de los órganos linfoides, ya que transportan linfocitos a muchas partes del cuerpo y de ellas a otras áreas diferentes. Cada uno de los órganos linfoides desempeña un papel importante en la producción y activación de los linfocitos. Los órganos linfoides incluyen:

- Las adenoides (dos glándulas localizadas detrás del paladar).
- El apéndice (tubo pequeño unido al intestino grueso).
- Los vasos de la sangre (las arterias, las venas y los capilares a través de los cuales fluye la sangre).
- La médula ósea (el tejido graso y blando localizado en las cavidades de los huesos).
- Los nódulos linfáticos (órganos pequeños en forma de guisante que se encuentran localizados en todo el cuerpo y se conectan a través de los vasos linfáticos).
- Los vasos linfáticos (una red de canales en todo el cuerpo que transportan linfocitos a los órganos linfoides y al flujo de la sangre).

- La placa de Peyer (tejido linfoide en el intestino delgado).
- El bazo (órgano del tamaño del puño situado en la cavidad abdominal).
- El timo (dos lóbulos que se unen por delante de la tráquea y detrás del esternón).
- Las amígdalas (dos masas ovales localizadas en la parte posterior de la faringe).

Todas ellas forman parte vital del sistema defensivo y funcionan de modo conjunto y coordinado, por lo que afecte a una de ellas afectará al resto. La inconsciente costumbre de extirpar una de estas glándulas para solucionar un problema local, ocasiona serios e irreversibles en años posteriores, práctica que sigue siendo casi tan habitual como hace años.

Pongamos algunos ejemplos:

Adenoides

Situadas en la zona de transición entre la nariz y la garganta, no son visibles como las amígdalas con la inspección de la boca, porque quedan escondidas detrás del paladar. Esta situación de las adenoides, cuando son demasiado grandes, produce síntomas por la obstrucción del paso de aire a través de la nariz. La misión de las adenoides es servir de filtro de las bacterias y virus que entran a través de la nariz, produciendo anticuerpos frente a las infecciones.

La hipertrofia se denomina vulgarmente como vegetaciones, existiendo muchos más especialistas que aconsejan su extirpación, que quienes aconsejan un tratamiento eminentemente conservador. Es también frecuente que se diga al paciente que una vez hipertrofiadas ya no cumplen su misión defensiva y lo mejor es extirparlas ya que otros tejidos linfáticos del organismo suplirán su función.

Apéndice

Ignorado y despreciado por la mayoría de los especialistas en medicina química, esta pequeña glándula cumple la importantísima misión de ser un reservorio del intestino grueso, una especie de basurero natural donde se depositarán todas aquellas sustancias que no deberían pasar, todavía, al colon ascendente. Con el paso del tiempo todo lo allí depositado será eliminado por los canales normales sin causar ningún daño. Por desgracia, su extirpación es tan frecuente que es más fácil encontrar personas sin apéndice que con él. "No vale para nada", es la frase más habitual en un ignorante.

Nódulos linfáticos

Conocidos vulgarmente como *ganglios,* se encuentran situados en el cuello, ingles y axilas, cumpliendo la vital misión de acumular toxinas, bacterias, hongos, parásitos (por ejemplo malaria) y linfocitos. Cuando el sistema linfático está sobrecargado y no puede verter su fluido (linfa) al sistema circulatorio, concentra las toxinas en los nódulos linfáticos, ocasionando el típico dolor por inflamación. De no existir por haber sido extirpados, habrá una disminución sensible de los leucocitos (se forman allí), al mismo tiempo que se sobrecargarán los otros, terminando por verterse en la sangre las sustancias tóxicas.

Bazo

Tampoco se escapa de la extirpación este órgano situado en la zona abdominal superior izquierda de forma perpendicular. Su misión comprende: ayuda a la inmunización (protección contra infecciones); almacena sangre para el cuerpo y la libera cuando es necesaria; destruye las plaquetas desgastadas y dañadas; destruye los glóbulos rojos desgastados y dañados. Su extirpación, frecuentemente por hemorragia, ocasiona una seria disminución de las defensas orgánicas, una formación incorrecta de los glóbulos rojos, y tendencia a las hemorragias, por lo que el futuro de ese enfermo queda totalmente en entredicho.

Amígdalas

Nunca hubo tantos médicos millonarios que cuando se recomendaba, sistemáticamente, operar a todos los niños de "anginas" para prevenir mil y una posibles enfermedades. En una sola mañana se podían operar en una consulta médica hasta 20 niños, pues previamente el médico había aconsejado a los padres su extirpación, insistiendo en que las amígdalas no servían para nada. Multipliquen esos 20 niños por todo un mes y un año, y verán los miles de pequeños inocentes que tuvieron que soportar tamaña brutalidad médica. Al menos dos generaciones fueron víctimas de esta deplorable práctica médica. Y es que una vez extirpadas, las bacterias que entran por vía aérea no encuentran ninguna barrera defensiva, llegando sin ninguna dificultad a zonas tan desprotegidas como la faringe y los bronquios. Además, y esto es común al resto del sistema defensivo, la extirpación de una de sus glándulas desequilibra al resto.

Timo

El timo es el primer órgano linfoide que se desarrolla a partir de las células madre procedentes de la médula ósea. Una vez en el timo, estas células se diferencian en Linfocitos T, permaneciendo en el timo o emigrando a otros órganos linfoides

secundarios, formado las zonas T-dependientes. Está situado en la parte alta del tórax, debajo del esternón.
En el lactante pesa unos 70 g, disminuyendo en la medida en que aumenta la proporción de grasa corporal, hasta pesar apenas 3 g en la vejez. No obstante, y puesto que nunca se atrofia del todo, debemos considerar a esta glándula como parte vital del sistema defensivo durante toda nuestra vida.

Placas de Séller
Yeyunales: Son placas de pequeño tamaño (alrededor de 25 a 35) distribuidas a lo largo del yeyuno y porción proximal del íleon y que persisten durante toda la vida. Están formadas por linfocitos B y T.
Ileocecal: Son de grandes dimensiones, están localizadas en la porción terminal del íleon e involucionan durante el primer año de vida. Su composición celular también difiere de la de las placas yeyunales. Así, en las ileocecal existe una proporción de linfocitos B diez veces superior que de linfocitos T.

Otros elementos del sistema defensivo

Linfocitos
Se trata de un tipo de glóbulos blancos que protegen contra la infección, siendo vitales para un sistema inmunológico eficaz. Se dividen en:

- *Linfocitos B*: (respuesta humoral), productores de anticuerpos (inmunoglobulinas).
- *Linfocitos T*: ayudan a detectar los antígenos, esto es, a las moléculas que pueden inducir a la formación de anticuerpos. Hay muchos tipos de moléculas diferentes que pueden actuar de antígenos, como las proteínas,

los polisacáridos y, más raramente, otras moléculas son los ácidos nucleicos.

Se subdividen en Linfocitos T4 y Linfocitos T8.

- *Células asesinas naturales*, o células Killer (NK), las cuales tienen capacidad citotóxica o citolítica (pueden matar células), y no maduran en el timo. Debido a su capacidad de destrucción de células, se está estudiando usarlas como remedio contra el cáncer. Estas células asesinas tienen la capacidad de diferenciar las células infectadas por un virus o las células tumorales, gracias a que sus receptores de membrana detectan la ausencia de las MHC o moléculas de histocompatibilidad en este tipo de células dañadas. Este sistema sencillo de reconocimiento de las células sanas y de las células dañadas es muy eficaz.

Todas las células, incluso las células inmunológicas como los linfocitos, se producen en la médula ósea (el tejido graso y blando que se encuentra en las cavidades de los huesos). Ciertas células se volverán parte del grupo de linfocitos, mientras que otras se volverán parte de otro tipo de células inmunológicas conocidas como fagocitos.

Fagocitos

Su función es fagocitar (absorber, neutralizar) a los patógenos, antígenos y deshechos celulares, gracias a un proceso en el que también participan los anticuerpos y los componentes del sistema complemento e incluyen a:

Macrófagos: se trata de células de gran tamaño con función fagocítica, presente en la mayoría de los tejidos y cavidades.

Algunos permanecen en los tejidos durante años y otros circulan por los tejidos linfoides secundarios. También pueden actuar como células presentadoras de antígenos. Literalmente, digieren a las bacterias.
Neutrófilos: son los leucocitos más abundantes (>70%). Su tamaño es de 10-20 m de diámetro y se clasifican como granulocitos debido a sus gránulos citoplasmáticos de lisozimas y de lactoferrina. Pasan menos de 48 horas en la circulación antes de migrar a los tejidos, debido a la influencia de los estímulos quimiotácticos. Es en ellos donde ejercen su acción fagocítica y eventualmente mueren.
Monocitos: células circulares que se originan en la médula ósea y constituyen cerca del 5% del total de leucocitos de la sangre, donde permanecen sólo unos tres días. Después atraviesan las paredes de las vénulas y capilares donde la circulación es lenta. Una vez en los órganos, se transforman en macrófagos, lo que se refleja en el aumento de su capacidad fagocítica, de la síntesis de proteínas, el número de lisosomas y la cantidad de aparato de Golgi, microtúbulos y microfilamentos. Estos últimos se relacionan con la formación de pseudopodos, responsables del movimiento de los macrófagos.

Una vez que los linfocitos inician su formación, algunos continuarán su proceso de maduración en la médula ósea y se volverán células "B". Otros linfocitos terminarán su proceso de maduración en el timo y se volverán células "T". Las células "B" y "T" son los dos grupos principales de linfocitos que reconocen y atacan a los microorganismos infecciosos.
Una vez hayan alcanzado su madurez, algunos linfocitos habitarán en los órganos linfoides, mientras que otros viajarán continuamente alrededor del cuerpo a través de los vasos linfáticos y el torrente de la sangre.

Inmunidad

El sistema inmunológico tiene muchas responsabilidades diferentes y no sólo proporciona protección contra la infección a través de las barreras naturales, sino que también se adapta a si mismo para proporcionar inmunidad contra la infección, "recordando" al microorganismo infeccioso de una exposición anterior. El grado y duración de inmunidad depende del tipo y cantidad de antígeno y de cómo éste entró al cuerpo.

La ***inmunidad natural*** se crea por las barreras naturales del cuerpo, como la piel y sustancias protectoras en la boca, el tracto urinario y la superficie del ojo. Otro tipo de inmunidad natural es la forma de anticuerpos que pasan de la madre al hijo. Esta inmunidad pasiva o natural es la que se produce en los lactantes, dado que ellos nacen con los anticuerpos que les transfiere la madre a través de la placenta. Dichos anticuerpos desaparecen entre los 6 y 12 meses de edad.

La ***inmunidad adquirida*** se desarrolla a través de la exposición a microorganismos extraños específicos, toxinas, tejidos extraños, o todos ellos, el cual es “reconocido" por el sistema inmunológico del cuerpo. Cuando este antígeno entra al cuerpo nuevamente, el sistema inmunológico lo “recuerda" y sabe exactamente cómo responder, por ejemplo con la varicela. Una vez que la persona está expuesta a la varicela o a la vacuna contra la varicela, el sistema inmunológico producirá anticuerpos específicos contra ella. Cuando esta misma persona esté expuesta nuevamente a la varicela, su sistema inmunológico desencadenará la descarga de anticuerpos específicos contra la varicela para combatir la enfermedad.

En este aspecto es de especial interés recordar que el sistema inmunológico del ser humano no se hace eficaz hasta los siete años, pasando a su mejor plenitud a los 18 años. Por tanto, vacunar a un niño menor de siete años y con mayor motivo cuando apenas ha cumplido los dos años, es un tremendo error de la medicina oficial. Si para la efectividad de las vacunas se necesita un sistema inmunitario con capacidad para tener memoria, y esta memoria no se desarrolla antes de los siete años, ¿qué explicación tiene el que se pongan vacunas casi desde el mismo momento del nacimiento? Solamente puros intereses comerciales pueden explicar tal aberración médica, manipulando a los padres, médicos y políticos para que presionen con su calendario de "vacunas obligatorias". Actualmente, y esperamos que esto perdure siempre, no hay ninguna ley que pueda obligar a un ser humano a que un médico le inyecte millones de virus o bacterias atenuados bajo el pretexto que es "por su bien".
Con este comentario no estamos desaconsejando el uso de las vacunas, pues en numerosos casos de epidemias constituyen un buen método para proteger a la población. Pero la vacunación sistemática a organismos tan indefensos y poco maduros como son los bebés, es un desatino médico en el cual están inmersas numerosas personas de buena voluntad, pero adecuadamente confundidas por los datos de los laboratorios fabricantes de vacunas.

Inmunidad humoral se refiere a los componentes solubles del sistema inmunitario, que pueden estar disueltos en sangre o en la linfa, como por ejemplo los componentes del complemento o los anticuerpos. El componente ***complemento*** está formado por 18 proteínas que se encuentran en el plasma y otros líquidos orgánicos de forma inactiva, y que al activarse de forma secuencial realizan una serie de funciones con la finalidad de destruir la célula elegida. El sistema se activa por tres vías:

1. *Vía clásica:* denominada así porque se descubrió primero. Su activación es iniciada por inmunocomplejos formados por IgG (*Inmunoglobulina G*) e IgM (*Inmunoglobulina M*).
2. *Vía alternativa:* un desarrollo más primitivo (filogenéticamente). Su activación fundamental es por polisacáridos y estructuras poliméricas similares.
3. *Vía de las lectinas:* es una especie de variante de la ruta clásica, pero se activa sin la necesidad de la presencia de anticuerpos.

Estas vías producen una enzima con la misma especificidad: C3; y a partir de la activación de este componente siguen una secuencia terminal de activación común. El propósito de este sistema de complemento a través de sus tres vías es la destrucción de microorganismos, neutralización de ciertos virus y promover la respuesta inflamatoria, que facilite el acceso de células del sistema inmune al sitio de la infección.

La ***inmunidad celular*** está a cargo, como dice su nombre, de las distintas células como los macrófagos o los linfocitos serie T.

Alteraciones del sistema inmunitario

Cuando el sistema inmunológico no funciona adecuadamente, deja el cuerpo susceptible a muchas enfermedades, siendo las alergias y la hipersensibilidad a ciertas sustancias dos buenos ejemplos de ello. Del mismo modo, puede permitir la instauración de enfermedades como el cáncer o el SIDA. Las llamadas ***enfermedades autoinmunes***, entre las que destacan el Lupus eritematoso sistémico (LES), Síndrome antifosfolípido, Miastenia grave, Esclerosis múltiple, Artritis reumatoidea,

Esclerodermia y Vitíligo, entre otras, son trastornos en los que el cuerpo fabrica anticuerpos en contra de las sustancias químicas normales de nuestro cuerpo. Cuando se sufren estas enfermedades, los anticuerpos no pueden distinguir entre los antígenos ubicados en el interior de la célula y los que están en el exterior de esta. Cuando los anticuerpos atacan a las células internas, las reacciones pueden ser locales (sólo en un área pequeña) o sistémicas (en todo el cuerpo). La piel y los tejidos conjuntivos, o conectivos (cartílagos, huesos, tendones) son los más afectados pero también pueden afectarse otros tejidos, incluyendo los nervios y los músculos.
Además, el sistema inmunológico juega un papel importante en el proceso de rechazo de los tejidos u órganos trasplantados. Entre algunos ejemplos de desórdenes inmunológicos se incluyen los siguientes:

El cáncer del sistema inmunológico.
Las enfermedades autoinmunológicas como la diabetes juvenil, la artritis reumatoide y la anemia.
Las enfermedades por complejos inmunológicos como la hepatitis viral y la malaria.
Las enfermedades por inmunodeficiencia, como el síndrome de inmunodeficiencia adquirida (SIDA).

Con estas enfermedades hay un dato curioso, y es que no tienen solución, pero sí tratamiento paliativo. El enfermo está convencido de que al tratarse de un desorden de su sistema inmunitario no tiene posibilidad de curación, que su enfermedad es crónica, pero aún así tendrá tratamiento de por vida. ¿Y si no existe posibilidad de curación, no sería más práctico tirar toda esa inútil medicación al cubo de la basura? Además, es muy probable que se esté empleando el término enfermedad

autoinmune para explicar lo que aún no se comprende, y dentro de unos pocos años todas estas enfermedades tendrán un sencillo tratamiento cuando comprendamos la causa real.
Es como el avance injustificado de las alergias, con un porcentaje superior ya al 30% de la población occidental padeciendo uno u otro tipo, al que hay que sumar ese parásito llamado *anisaki*, el cual súbitamente parece estar presente en el intestino de miles de humanos. Nadie sabía nada de él hasta los años 90, pero indudablemente el consumo de pescado congelado (tan menospreciado por los buenos gourmets) ha salido de la oscuridad, comenzando a desbancar al supuestamente fresco. Una advertencia: el susodicho parásito solamente queda neutralizado cuando se congela a menos de 20º durante al menos 72 horas, algo inviable en la mayor parte de los frigoríficos domésticos.
Todos estos millones de personas padeciendo alergias tienen igualmente tratamientos paliativos, nuevamente de por vida, con lo cual las compañías farmacéuticas y los miles de especialistas, tienen asegurados sus ingresos por décadas.

Barreras contra las agresiones externas

¿Todos los organismos patógenos proceden del exterior o algunos se generan en nuestro interior? ¿Puede nuestro estado emocional alterar la composición de las células internas hasta el punto en que se vuelvan agresivas y patógenas? Para la segunda cuestión la respuesta es sí. La primera la contestamos ahora:
El sistema inmunológico incluye barreras que no permiten la entrada de materiales nocivos al cuerpo, formando así la primera línea de defensa de la respuesta inmune. Algunas de estas barreras son la piel, el ácido estomacal, la mucosa (atrapa bacterias y partículas pequeñas), el reflejo de la tos, y enzimas

en las lágrimas y en los aceites de la piel. Si un antígeno traspasa las barreras externas, es atacado y destruido por otras partes del sistema inmunológico, lo mismo que ocurre con las bacterias y virus. La inmunidad también incluye aquellas cosas que hacen resistentes a los humanos a muchas de las enfermedades de los animales.

Respuesta ante la agresión

La respuesta inflamatoria (inflamación) se presenta cuando los tejidos son lesionados por bacterias, trauma, toxinas, calor o cualquier otra causa. Las sustancias químicas incluyendo histamina, bradiquinina, serotonina y otras, son liberadas por el tejido dañado y hacen que los vasos sanguíneos derramen líquido en los tejidos, lo que deriva en una inflamación. Esto ayuda a aislar la sustancia extraña del contacto con otros tejidos corporales.

Las sustancias químicas también atraen a los glóbulos blancos que fagocitan (comen) a los microorganismos y células muertas o dañadas. El pus se forma debido a la acumulación de tejido muerto, bacterias muertas y fagocitos vivos y muertos.

A medida que los linfocitos se desarrollan, aprenden normalmente a reconocer los tejidos que son parte del cuerpo (propio) y a distinguirlos de los tejidos y partículas que no se encuentran normalmente en él (no propio). Una vez que se forman las células B y T, algunas de ellas se multiplican y brindan "memoria" para el sistema inmunológico, lo que le permite responder más rápida y eficientemente la próxima vez que sea expuesto al mismo antígeno, y en muchos casos previene a la persona de caer enferma. Por ejemplo, un individuo que haya padecido varicela se vuelve "inmune" durante algún tiempo contra esta enfermedad.

Análisis rutinarios

Con el fin de que el lector sepa valorar el estado de su sistema defensivo, le incluimos los datos que podrá encontrar en un análisis de sangre habitual.

Glóbulos blancos (leucocitos)

Se valoran para conocer el estado del sistema defensivo del organismo y aportan información sobre las infecciones, enfermedades autoinmunes o tumores. Se originan en las células madre de la médula ósea y no circulan libremente en sangre, sino que se adhieren a la pared de los vasos sanguíneos, llegando a atravesarla para alcanzar otros tejidos. Una vez dispersos liberan sustancias que atraen a otros leucocitos, hasta sumar un número lo suficientemente alto como para combatir al germen agresor.

Cantidad normal: 4.300 a 10.800 por ml^3.

Aumento: leucocitosis. Indicativo de infección, heridas, leucemia, alergias, estrés o efectos secundarios de ciertos medicamentos.

Disminución: leucopenia. Hay riesgo de infección, además de ser indicativo de tumores, intoxicación, enfermedad autoinmune, hepatopatías o exposición a radiaciones o sustancias tóxicas.

Poliformonucleares

Neutrófilos: Constituyen el 70% de los glóbulos blancos.

La disminución denominada neutropenia, indica deficiencia de ácido fólico o vitamina B12, aunque también es causa de cáncer, tuberculosis, quimioterapia, alergia, enfermedades autoinmunes, tratamiento con antibióticos o inmunosupresores. En estos casos, las bacterias inofensivas pueden degenerar en patógenas.

El aumento, conocido como neutrofilia, suele ser debido a estrés, traumatismos, inflamaciones o infecciones crónicas, leucemia, síndrome de Cushing o tumores. Juegan un papel decisivo en la lucha contra los tumores malignos.
Una forma inmadura conocida como cayados será indicio de gran actividad en las defensas.
Eosinófilos: El aumento se debe a infecciones por parásitos, alergias o tumores.
Basófilos: Un aumento se puede deber a leucemias. Combaten eficazmente los parásitos, las células cancerosas y los alérgenos.

Mononucleares
Linfocitos: Se forman en el timo y los ganglios linfáticos, constituyendo el 15 y 30%. Su misión es proteger de las infecciones víricas, bacterianas y micóticas. El aumento se denomina linfocitosis y suele ocasionarse en las leucemias, enfermedades víricas y tos ferina. La disminución o linfopenia, suele deberse a inmunodeficiencia, radioterapia o quimioterapia.
Linfocitos T: A través del sistema linfático actúan contra las infecciones víricas y las células cancerosas. Las células T asesinas actúan contra cualquier alérgeno que genere antígenos, produciendo la sustancia citoquinas que regulan a los monolitos.
Las células T colaboradoras colaboran contra los procesos infecciosos.
Las células T supresoras evitan que se destruyan los tejidos sanos.
Linfocitos B: Producen anticuerpos, especialmente inmunoglobulinas. Las del tipo G son las más frecuentes y actúan contra los antígenos, aunque la M lo hace en primera instancia. Las del tipo A se activan cuando la invasión bacteriana entra por la nariz, los ojos o los intestinos; la E puede

producir reacciones alérgicas inmediatas y la de tipo D es muy poco activa.

Monocitos: Eliminan los tejidos y células dañados, destruyen las células cancerosas y los agentes infecciosos, transformándose posteriormente en los macrófagos, células que digieren (fagocitan) a gérmenes de gran tamaño. Se concentran especialmente en los pulmones, el bazo, hígado y tienen gran supervivencia. Un aumento puede indicar cáncer, infecciones o trastornos inmunológicos.

Terapias químicas

Usualmente, la respuesta inmune es la deseada. En algunos casos se insiste en la supresión del sistema inmunológico (por ejemplo, en el tratamiento de los trastornos autoinmunes o alergias), lo cual implica la administración de corticosteroides y medicamentos inmunosupresores. Este tratamiento, que proporciona resultados rápidos que dan esperanzas de curación al enfermo, ocasiona un rápido declive de la respuesta orgánica, acortando la esperanza de supervivencia. Llegado a un punto, la enfermedad es irreversible, aunque nuevamente el enfermo no culpa al médico por su impericia, sino a su propia enfermedad.

La ***vacunación*** (inmunización) es una forma de desencadenar la respuesta inmune. Se suministran pequeñas dosis de un antígeno (como los virus vivos debilitados o muertos) para activar la "memoria" del sistema inmunológico (linfocitos B activados y linfocitos T sensibilizados). Dicha memoria permite que el cuerpo reaccione rápida y eficientemente a exposiciones futuras. Como se indicó anteriormente, esto significa que si se está expuesto a un microorganismo, éste será destruido antes de que se pueda producir la enfermedad. Esta es la teoría, pero quisiera alertarles de un dato muy significativo: no hay ningún seguimiento a nivel mundial y ni siquiera local, sobre los efectos secundarios de las vacunas a medio y largo plazo. Nadie parece interesado en ello, lo que nos lleva a la preocupante conclusión de que es mejor que sea así. Si se descubriera que las vacunas ocasionan nuevas enfermedades ¿qué ocurriría?

La ***inmunización pasiva*** involucra transfusión de un antisuero, el cual contiene anticuerpos que son formados por otra persona (o animal). Esto provee protección inmediata contra un antígeno, pero la protección no es duradera. La gammaglobulina y la antitoxina tetánica equina (de caballo) son ejemplo de inmunización pasiva.

Sin embargo...

Aunque los medicamentos de inmunoterapia se consideran el mejor y más novedoso avance en el tratamiento convencional contra el cáncer, especialmente el antígeno CAR-T, también puede causar daños en los tejidos y órganos sanos.
Un estudio publicado en el 2010 encontró que el *ipilimumab* –un medicamento de inmunoterapia que bloquea el antígeno-4 del linfocito-T citotóxico, utilizado para combatir el melanoma avanzado– causa efectos secundarios graves en aproximadamente el 20% de los pacientes. Cuando se utilizó en combinación con *nivolumab*, otro medicamento de inmunoterapia, ocurrieron reacciones adversas severas más de la mitad del tiempo.
Otro estudio, informó que el 30% de los pacientes que recibieron *pembrolizumab* o *nivolumab* sufrieron "efectos secundarios interesantes, raros o inesperados" a causa del tratamiento, hasta un total de 242 efectos secundarios diferentes,

incluyendo efectos en la piel, así como en los sistemas gastrointestinal, hepático, endocrino y renal, diabetes mellitus y pancreatitis. Un cuarto de estas reacciones fue grave o potencialmente mortal y requirieron de hospitalización.

Los médicos de Yale creen que la inmunoterapia está causando un nuevo tipo de diabetes, algo que reitera el Dr. John Timmerman, un oncólogo e investigador de inmunoterapia en la Universidad de California.

El enfoque actual es emplear células inmunológicas genéticamente modificadas para combatir el cáncer, desencadenando lo que representa un aumento de citoquinas incontroladas en el cuerpo.

CAPÍTULO 4

ESTADÍSTICAS

El 75-80% de los cánceres se deben a la acción de agentes externos que actúan sobre el organismo, causando alteraciones en las células, quedando un 20% a causas genéticas no demostrables como tales. Pero por el hecho de ser agentes externos son modificables, pues la persona puede modificar sus hábitos, impidiendo que el organismo entre en contacto con estos agentes, como por ejemplo, evitando el consumo de tabaco, reduciendo las dosis de alcohol, no admitiendo conservantes…

A los agentes externos se les denomina también como factores de riesgo o agentes carcinógenos, denominándose así a aquellas sustancias que en contacto con un organismo son capaces de generar en él enfermedades cancerosas. Su naturaleza es variada, habiéndose encontrado factores físicos, químicos y biológicos. Pero para que el cáncer se origine debe producirse de cuatro a seis mutaciones o alteraciones genéticas celulares, por lo que todo apunta a que los factores de riesgo deben estar en contacto con el organismo durante un considerable periodo de tiempo (años). Esto también explicaría que el riesgo de padecimiento de un cáncer aumente con los años. Simultáneamente deben darse otras circunstancias: organismo debilitado, tensiones psíquicas intensas y ausencia de antioxidantes en la dieta.

En algunos casos, muy pocos (5 - 7%), las personas presentan una predisposición genética al desarrollo de ciertos cánceres. Esto ocurre porque se heredan genes ya alterados, siendo la causa por la cual se desarrollan en la niñez.

La mayoría de los carcinógenos químicos están relacionados con actividades industriales, por lo que gran parte de los cánceres producidos por ellos, se dan en los países desarrollados. De los 7 millones de compuestos químicos conocidos, en unos 2000 se ha descrito algún tipo de actividad carcinogénica y muy pocos están en contacto directa o indirectamente con el ser humano. Además, independientemente de su composición, la capacidad de que una sustancia produzca cáncer va a depender de la cantidad de dosis recibida y del tiempo de exposición a la sustancia. El amianto, arsénico, benceno, cadmio, mercurio, níquel, plomo, hidrocarburos clorados, naftilamina, son algunos de los agentes con actividad carcinogénica más usuales.
En los últimos, años los agentes biológicos están tomando cada vez más protagonismo en la carcinogénesis humana. Hoy en día sabemos que el 18% de los cánceres son atribuibles a infecciones persistentes provocadas por virus, bacterias o parásitos, entre los que destacan el virus del papiloma humano (cáncer de cuello uterino), el virus de la hepatitis B (cáncer de hígado), el helicobacter pylori (cáncer de estómago) y el esófago de Barret (esófago).

Estadísticas de curación

No existen para el dominio público estadísticas que hablen con veracidad sobre las posibilidades de curación del cáncer mediante los recursos de la medicina química. Es más, la prensa solamente recoge las posibles curaciones de las personas tratadas precozmente de un tumor (habitualmente benigno), sin que sepamos con certeza el índice de fracasos, especialmente en periodos de más de cinco años. Si tenemos en cuenta que un enfermo que sobreviva al menos cinco años se le considera curado (¿), no es extraño que hablen de éxito de sus terapias. Sin

embargo, he aquí datos que nos pueden hacer meditar sobre estos "éxitos", y que fueron divulgados por la cadena de televisión Telemadrid.
Uno de los máximos responsables de la investigación oncológica en España, denunció durante la inauguración de la nueva sede del Centro Nacional de Investigaciones Oncológicas (CNIO), que uno de cada cuatro españoles morirá de cáncer. Otros interlocutores añadieron que en la curación del cáncer no se ha avanzado prácticamente nada, que la cirugía sólo es útil en el 10% de los casos -cuando el tumor es pequeño y está aislado-, que la quimioterapia y la radioterapia sólo permiten alargar la vida y que la mayor parte de los productos quimioterápicos que se están investigando no aportaban nada mejor.
Recordaron luego que en agosto del 2005 la Ministra de Sanidad y Consumo admitió públicamente que el cáncer es desde 1999 la primera causa de muerte global en España -lo mismo que en Estados Unidos- por delante de las enfermedades cardiovasculares. Denunciaron asimismo que las estadísticas de resultados positivos en cáncer están claramente manipuladas porque las frías cifras del Instituto Nacional de Estadística (INE) -que están al alcance de cualquiera en Internet- demuestran que el número de españoles que muere de cáncer aumenta año tras año sin cesar en proporción similar al aumento de la población y que, por tanto, es imposible que se estén produciendo muchas más "curaciones" con los novedosos tratamientos quimioterápicos.
El coloquio aumentó de tono cuando se denunció que los oncólogos utilizan la expresión "curación clínica" para aplicarla a todo paciente que sobrevive cinco años al descubrimiento de la enfermedad. "Se llega así al absurdo -explicaron- de que alguien puede pasar a engrosar el grupo estadístico de curaciones clínicas y morirse al día siguiente... de cáncer".

Uno opositor alegó que si bien es verdad que hoy muere más gente que antes es porque también hay más enfermos de cáncer, pero se le recordó que las cifras en cuestión se referían no al número de enfermos, sino al de fallecidos después de que les fueran aplicadas las terapias convencionales. Entre 1991 y 2003 el porcentaje de muertes a causa del cáncer por cada cien mil habitantes ha aumentado un 20%, hecho denunciado por prestigiosos científicos según se publicó en Annals of Oncology. En Portugal, concretamente, no se aprecian tendencias descendentes en la muerte por los cánceres más comunes.
Según esos datos las muertes por cáncer en España han aumentado ¡un 41 % en 15 años! Si comparamos estas cifras con el aumento de la población española no encontramos esa relación proporcional entre mayor población y aumento de los fallecimientos.
Los oncólogos advirtieron entonces del peligro que suponía hacer llegar a los enfermos de cáncer españoles un mensaje tan "desesperanzador" como este, lo que podía inducir a mucha gente a no seguir los tratamientos oncológicos. La respuesta fue contundente, cuando se argumentó que no se pueden seguir recetando costosísimos medicamentos y tratamientos que no curan realmente, solamente para no desalentar al enfermo. Se insistió, además, de que muchos de esos tratamientos, especialmente la radioterapia y la terapia hormonal, pueden producir por sí mismos cáncer.
"Ha llegado la hora de que los oncólogos –dijo uno de ellos- nos replanteemos en serio el abordaje de esta enfermedad para afrontarla de manera integral. No tiene sentido tratar el cáncer como si fueran muchas enfermedades distintas, pues su proceso y desarrollo es el mismo en todos los casos".
También se habló de los múltiples tratamientos alternativos que existen (mucho más económicos) y que los representantes de la

medicina química no tienen en cuenta, quizá para no perder el millonario mercado en el cual se mueven.

Miremos las estadísticas en España

De acuerdo con la última información proporcionada por el Centro Nacional de Epidemiología del Instituto de Salud Carlos III, los tumores son la causa más frecuente de muerte entre los varones en España (responsables de 65.014 fallecimientos), por delante de las enfermedades cardiovasculares, que ocasionaron 52.907 fallecimientos y las enfermedades respiratorias (24.798 fallecimientos) en 2014. Los tumores suponen sin embargo la segunda causa de muerte en mujeres en España (41.020 fallecimientos), por detrás de las enfermedades cardiovasculares responsables de 63.546 muertes. La tercera causa de muerte en mujeres en España son las enfermedades respiratorias (18.881 decesos).

Así, de acuerdo con los datos de la Red Española de Registros de Cáncer (REDECAN), en el año 2015, una de cada tres muertes en varones y una de cada cinco en mujeres en España, se debieron a tumores malignos; es decir más de una de cada 4 muertes en España se debieron a distintos tipos de cáncer.

Sin embargo, de acuerdo con los datos del INE, la principal causa de muertes en los hospitales españoles fueron los tumores (24,2%).

La supervivencia de los pacientes con cáncer en nuestro país es similar a la del resto de países de nuestro entorno situándose en España en un 53 % a los 5 años.

Se calcula que la mortalidad por cáncer para el año 2014 en España fue de 106.039 fallecimientos (65.019 casos en varones y 41.020 en mujeres). Esta cifra aumentó los años posteriores, a pesar de la gran cantidad de dinero invertido en tratamientos e

investigaciones, parte del cual proviene de la cuestación anual para la "lucha contra el cáncer". Por supuesto, ni un solo euro se ha destinado a investigar las opciones alternativas que proporciona la medicina natural.
Los científicos alegan que las medicinas alternativas no curan el cáncer y eso que con los medicamentos han muerto 120.000 personas de cáncer en 2016, sin contar los que mueren cinco años después de la supuesta curación.

Sobre el cáncer de mama

En los Estados Unidos, igualmente en España, se les sigue sugiriendo a las mujeres hacerse una mamografía anual a partir de los 40 años, a pesar de que numerosas voces recomiendan no hacer antes de los 50 años.

Desafortunadamente, muchas mujeres desconocen por completo que la ciencia simplemente no respalda el uso de mamografías de rutina como un medio para prevenir la muerte por cáncer de mama. Además, la mamografía detectaría el inicio de un cáncer, nunca sería un método preventivo ni curativo.
El uso de la mamografía por tomosíntesis que proporciona una imagen tridimensional (3D) de los senos, está en aumento como respuesta a las tasas de la mala eficacia de las mamografías y patrones de diagnósticos erróneos y perjudiciales. No obstante, la tomosíntesis 3D anual duplica el riesgo de cáncer de mama inducido por la radiación.
El principal riesgo del escaneo convencional en 2D es la radiación ionizante. De acuerdo con un estudio realizado en 2010, los exámenes anuales que utilizan mamografía digital o pantalla-película en mujeres de 40-80 años están relacionados

con una incidencia de cáncer inducido y una tasa nefasta de cáncer de mama de 20 a 25 casos por cada 100,000.
Esto significa que las mamografías anuales generan de 20 a 25 casos de cáncer mortal por cada 100,000 mujeres que se hacen la prueba. Los estudios han demostrado en repetidas ocasiones que la mamografía causa más daño generalizado que beneficio, y no ha causado una disminución en las tasas de mortalidad por cáncer de mama.
Otro de los problemas es que con una radiografía no hay manera de saber si un pequeño punto o bulto realmente es un tumor canceroso o benigno y con frecuencia se dan diagnósticos falsos positivos. Además, la repetición de las pruebas aumenta la incidencia de cáncer.

Más datos

En 1993, un redactor de *The Lancet* indicó (advirtió) que, a pesar de varias modificaciones en el tratamiento del cáncer de mama, los índices de mortalidad permanecen inalterados. Al mismo tiempo, rechazó la opinión de quienes creen que la solución está en aumentar la quimioterapia después de la cirugía, pues eso aumentaría los fallecimientos.

Las preguntas que nadie contesta son:

¿Cuántas mujeres han fallecido en los siguientes 5 años después de una mastectomía total?
¿Cuántos años de supervivencia tuvieron las que sobrevivieron?
¿Qué incidencia tienen las mamografías rutinarias en el desarrollo del cáncer?

Básicamente, todos los tipos y las combinaciones de tratamiento referidos al cáncer de mama convencional hablan de una baja tasa de supervivencia a largo plazo. Incluso el Dr. Michael Baum, un cirujano de cáncer de mama británico, descubrió que la cirugía de cáncer de mama tiende a aumentar el riesgo de recaída o la muerte dentro de los tres años siguientes. Este médico unió a la cirugía con la formación de metástasis en otras partes del cuerpo.

Una prueba comparativa realizada en Alemania demostró que aquellas mujeres pos-menopáusicas no tratadas de cáncer de mama, vivieron más tiempo que las tratadas, conclusión que confirma la opinión de Ernst Krokowski, un profesor alemán de radiología. Este médico manifestó de manera concluyente que la metástasis es provocada por la intervención médica, incluyendo a veces la biopsia o la cirugía. La intervención de un tumor causa un número enormemente aumentado de células cancerígenas que entran en el torrente sanguíneo, mientras que la quimioterapia suprime el sistema inmunológico. Esta combinación es una receta para el desastre. Mientras la metástasis inducida suele ser mortal, los tumores primarios de mama sin manipular, suelen ser relativamente inofensivos.

Y en relación con el cáncer de próstata, se ha confirmado después de 23 años, que no hay ninguna diferencia en las tasas de supervivencia de los que tenían cáncer y se operaron, de quienes no lo hicieron. No obstante, quienes se operaron tuvieron serios problemas de impotencia sexual o incontinencia urinaria; padecimientos que no tuvieron los otros.

Una investigación sobre 1,2 millones de pacientes con cáncer reveló que el índice de mortalidad atribuido a la muerte por cáncer después del tratamiento era del 200 % más alto del esperado. Un estudio canadiense durante 13 años que implicó a 40.000 mujeres, comparó los exámenes físicos manuales de mama con los exámenes por mamografía, detectando que quienes se hicieron las mamografías rutinarias llegaron a tener un índice de mortalidad de 107 comparado con 95 muertes en el grupo del examen físico.

Un gran análisis sobre los resultados de la radioterapia en el cáncer pulmonar demostró que después de dos años había un 21 % más muertes en el grupo que había recibido radioterapia además de cirugía, comparando con los que recibieron solamente cirugía. *The Lancet* declaró que si lo que se pretendía es destruir todo resto de células malignas después de la cirugía, los hechos han comprobado que ello no es posible, pero aumentan los riesgos.

"Los cánceres más comunes son tan resistentes al tratamiento hoy como hace 40 ó 50 años -dijo un médico-. Nada conseguiremos fingiendo o pretendiendo demostrar que estamos ganando la batalla al cáncer".

Actualmente, la Administración de Drogas y Alimentos estadounidense (FDA) aprueba los nuevos tratamientos contra el cáncer simplemente con que demuestren que reducen el tamaño del tumor al menos durante un mes. No es necesario demostrar que el tratamiento produce una supervivencia prolongada, como tampoco es necesario someter a los enfermos a un chequeo de efectos secundarios.

De los 2 BILLONES de dólares destinados en Estados Unidos al estudio del cáncer y su curación, ni un solo dólar fue entregado a los representantes de la medicina natural. ¿Saben por qué? Porque las personas encargadas de las distribución de esos millones trabajan todas en sectores de la medicina química. Y ese mismo reparto lo vemos en todos los países del mundo incluida España, en donde el dinero recaudado en la cuestación anual del cáncer, en la cual participan todos los ciudadanos, se destina íntegramente a la medicina química.

CAPÍTULO 5

CAUSAS DEL CÁNCER

No hay una causa reconocida, ni un mismo tipo cáncer y ni siquiera una respuesta igual de cada individuo que lo padece. Lo mismo que la medicina oficial puede fracasar, también ocurre con la medicina natural y no es posible asegurar a un enfermo que alguno de los tratamientos actuales sea infalible en su caso. No obstante, y a favor de la Medicina Natural, debemos reconocer tres factores que hacen que sea la mejor de las soluciones:
No genera nuevas enfermedades
No debilita las funciones y defensas orgánicas
Siempre mejoran al enfermo y le prolongan la vida.

El cáncer es el responsable en la actualidad del 20% de las muertes y sigue en un aumento preocupante, quizá también porque las personas vivimos más ahora y podemos desarrollar con más facilidad esas enfermedades. La incidencia de mortandad se duplica cada 5 años a partir de los 25 años de edad, aunque hay algunos casos que se desarrollan entre los 60 y los 80 años, como los de próstata, colon y estómago.
Los hábitos de vida son fundamentales a la hora de desarrollar determinadas enfermedades como la obesidad, las enfermedades cardiacas y, por supuesto, el cáncer, algunos de ellos perfectamente demostrables.
Estas son las causas más reconocidas universalmente:

1. Radiaciones ultravioletas prolongadas, producidas sobre todo por los rayos del sol.

2. Radiaciones por pérdida de la capa protectora del ozono o aumento de la cantidad de iones positivos en el ambiente.
3. Uso de aislantes térmicos, como el amianto.
4. Cables de alta tensión próximos a la vivienda.
5. Estrés psíquico intenso o prolongado.
6. El abuso de pesticidas en las cosechas, incluso con arsénico.
7. Abuso de cafeína y grasas saturadas.
8. Algunos conservantes alimentarios. En este caso no existe dosis máxima ni mínima, dependiendo de las características del consumidor. Su toxicidad depende de la frecuencia en el consumo, enfermedades coincidentes, predisposición genética, país de residencia o tensiones emocionales.
9. Bebidas alcohólicas y uso de tabaco o drogas.
10. Disolventes orgánicos presentes en el hogar, incluso en los jabones de cosmética o de ropa.
11. El cloruro de vinilo y muchos otros plásticos, entre ellos el PVC.
12. Las cintas de las máquinas de escribir, las fotocopiadoras, el tóner de las impresoras, los adhesivos para las moquetas, los antipolillas, los detergentes de las tintorerías.
13. Se sospecha que algunos fármacos también inducen cáncer, aunque no existen estudios concretos hasta después de muchos años de uso.
14. También hay informes sin confirmar, sobre la falta de relaciones sexuales.
15. La tristeza, las depresiones y los conflictos emocionales continuados. Este aspecto es actualmente el más controvertido, pues mientras hay médicos como el fallecido Dr. Hamer que aseguran que el cáncer está originado por un desorden emocional intenso, otros han conseguido que prosperase una denuncia contra él por farsante. Personalmente avalo su teoría y creo que las consecuencias

de un fuerte shock emocional desembocan frecuentemente en cáncer, aunque se manifiesta varios años después, por lo que es difícil establecer la relación causa-efecto. El problema del Dr. Hamer es que pretendía curar el cáncer simplemente solucionando el conflicto emocional que lo originó, algo difícil de lograr cuando el daño orgánico es ya muy intenso.

El Dr. Hamer

Ryke Geerd Hamer nació en Frisia (Alemania) en 1935, en el seno de una familia de pastores protestantes y murió en julio de 2017. A los 18 años, tras finalizar el bachillerato, inició estudios de medicina y de teología en la Universidad de Tübingen, donde conoce a una estudiante de medicina que acabará por convertirse en su esposa, Sigrid Oldenburg. Con 20 años aprueba el examen preliminar de medicina y un año después contrae matrimonio en Erlangen, donde aprueba su licenciatura en teología.
En 1959, con 24 años, Ryke Geerd Hamer aprueba el examen estatal de medicina de Marbourg. Paralelamente a sus estudios de medicina estudió doce semestres de la carrera de física, si bien no llegó a efectuar el examen, y es licenciado en Ciencias Médicas, en las especialidades de Psiquiatría y Pediatría.
En 1961, obtiene el grado de Doctor en Medicina, trabajando durante varios años en clínicas universitarias de Tübingen y de Heidelberg, donde ejerce también la docencia. En 1972 el Dr. Hamer se especializa en medicina interna, y ejerce también en compañía de su esposa, la Dra. Sigrid Hamer, realizando investigaciones sobre la "angiometría de los tumores cerebrales".
Ha obtenido el diploma de especialista en enfermedades internas del Hospital Universitario Alemán, y también el diploma de

radiólogo.
El Dr. Hamer recibió durante largos años el respeto y la admiración de sus colegas, y la estima de sus numerosos pacientes. Su carrera profesional e investigaciones -clásicas y ortodoxas-, reforzaban día a día su posición de reputado especialista.
A las 3 de la madrugada del 18 de agosto de 1978, ante el pueblo de Cavallo (Córcega) y en el transcurso de una fiesta celebrada en una nave, un aristócrata italiano, el príncipe Alberto de Saboya, dispara, sin motivos ni causas aparentes, contra una persona desconocida que dormía en la cubierta de un barco cercano. Esa persona era Dirk Hamer, de 19 años, uno de los hijos del Dr. Hamer. Dirk Hamer fue trasladado todavía con vida a Munich, falleciendo cuatro meses después, el 7 de diciembre de 1978, en Heidelberg.
La trágica muerte de su hijo unida a las dificultades de la investigación judicial que se llevó a cabo, y al desarrollo de un complicado proceso posterior, afectan profundamente a la familia Hamer. El Dr. Hamer desarrolla al cabo de cuatro meses un cáncer de testículos, en tanto que su esposa, la Dra. Sigrid Hamer, recae consecutivamente en varias enfermedades cancerosas hasta fallecer, el 12 de abril de 1985, a causa de un infarto agudo de miocardio.
A partir de la muerte de su hijo y del desarrollo de los cánceres en él mismo y en su esposa, el Dr. Hamer inicia su investigación y emite la hipótesis de que tanto su cáncer como el de su mujer pueden estar relacionados con el brutal conflicto que vivieron en el más completo aislamiento, y que él percibió como el acontecimiento más grave que le había ocurrido. Sus estudios e investigaciones le llevaron a formular lo que él ha denominado la *Ley de Hierro del Cáncer*, piedra angular alrededor de la cual se articula toda la Nueva Medicina.

En octubre de 1981 presenta la tesis sobre su descubrimiento en la facultad alemana de Tübingen, y el tribunal médico le coloca ante la alternativa de abjurar de su tesis o abandonar inmediatamente su trabajo clínico en la facultad. La inquisición médica había comenzado a actuar.
En mayo de 1982 la Universidad de Tübingen le devuelve sus documentos de trabajo sobre las correlaciones entre psiquismo y cáncer, sin haber efectuado ninguna verificación. Faltaba la hoguera, pero estaba al caer.
En 1986 la dirección del distrito de Coblence entabla un proceso para condenar al Dr. Hamer y prohibirle el ejercicio de la medicina por, textualmente, "*no querer abjurar de la `Ley de Hierro del Cáncer' y no asumir las tesis convencionales sobre el cáncer*". Desde 1986 el Dr. Hamer no pudo ejercer el derecho de atender un enfermo. El veredicto queda confirmado en sesión única en 1990. Se prohíbe cualquier proceso de revisión, y se declara al Dr. Hamer como no poseedor de las facultades de control de sí mismo, declarándosele incompetente para juzgar las necesidades de tratamientos contra el cáncer.
En 1986 un tribunal condena a la Universidad de Tübingen a reabrir el proceso de inhabilitación. Silencio hasta 1994. El 3 de enero de 1994, se pronuncia la ejecución del veredicto, ¡acontecimiento único en la historia de la universidad! Ni siquiera con un retraso de 13 años es posible que esta universidad verifique la Nueva Medicina. El 22 de abril de 1994 declara que: "*no está prevista la verificación en el marco del proceso de habilitación*".

El 21 de julio de 1988, el tribunal de primera instancia de Coblence cita al Dr. Hamer a comparecer ante la cámara correccional del tribunal, para someterle al examen del profesor Horn, director del hospital psiquiátrico regional. El intento era

internarlo a la fuerza en una institución psiquiátrica, aunque fracasa.
Desde 1988 hasta 1997 se realizaron nada menos que 20 verificaciones de su Tesis, cuando solamente era necesaria una, pero los intentos de desprestigio y desacreditación continuaron, decidiéndose su encarcelación el 21 de mayo de 1997. La inquisición médico-científica había triunfado.

Hamer fue acusado de:
1. Haber infringido la ley de práctica médica.
2. No atenerse a razones (¿debe abjurar de sus convicciones para que le dejen libre?).
3. Existía el temor fundado de que se "fugase" al Estado español.

Su tesis, denominada como La Nueva Medicina, estaba basada en 5 leyes biológicas naturales, y fue validada por médicos y científicos competentes. A pesar de ello, la prensa y medios de comunicación en general no escatimaron los epítetos insultantes en relación al Dr. Hamer, hasta el punto en que el Colegio Oficial de Médicos de Barcelona abrió un expediente a los "seguidores" de Hamer, incluidos sus pacientes.
La inquisición médica usó su vergonzoso poder para anular las acertadas conclusiones de una persona que debía estar en la historia de la medicina.

CAPÍTULO 6

FACTORES NEGATIVOS A NUESTRO ALREDEDOR

Nuestra vida se encuentra constantemente bajo la influencia de riesgos y circunstancias que pueden poner en peligro nuestro estado de bienestar general. Entre estos factores se encuentran las condiciones genéticas hereditarias, el ambiente bioecológico y psicosocial donde se encuentran inmersos los individuos, el cuidado diario para la salud que posee la persona y los estilos de vida o hábitos. De todos estos factores, el de mayor importancia son los estilos de vida o comportamiento.
Vamos a mencionar los principales factores de riesgo:

Herencia/factores genéticos.
Se refiere al traspaso de las características biológicas de los padres al niño. Este factor puede causar una predisposición genética hacia una enfermedad, por lo que es difícil de controlar, aunque la epigenética puede modificar esta tendencia. Esto quiere decir que tarde o temprano, el individuo habrá de sufrir la condición que fue predispuesta por los genes de sus padres, salvo que actuemos para evitarlo. Las enfermedades que se pueden heredar, sea por causas genéticas o congénitas, incluyen los trastornos mentales (por ejemplo, esquizofrenia), enfermedades infecciosas (SIDA), cardiopatías coronarias (enfermedad en las arterias coronarias del corazón), diabetes mellitus o insípida (producción o utilización inadecuada de insulina), hemofilia (ausencia de coagulación sanguínea), o anemia por glóbulos rojos anormales, entre otras. Estos factores componen el 16% de lo que determina el grado de salud de un

individuo. Afortunadamente, una vez conocida la predisposición genética se pueden poner los remedios adecuados para impedir que la enfermedad se manifieste.

Ambiente.

El factor ambiental representa todo aquel elemento externo al cuerpo humano, que rodea o se interrelaciona con el individuo, sobre el cual la persona tiene cierto grado de control. El ambiente puede ser de origen *físico-ecológico*, *biológico* y *socio-cultural*.

El ambiente *físico-ecológico* incluye las condiciones del tiempo y clima, estaciones, vivienda, suelo/tierra, condiciones sanitarias, agua, luz, privación de alimentos, medicamentos, radiación, aire limpio o contaminado, facilidades recreativas, automóviles, hospitales, solares y edificios escolares, entre otros.

Los *factores biológicos* representan todas aquellas cosas que poseen vida, tales como fauna (animales), flora (plantas), otras personas, gérmenes, vectores de enfermedad, cloacas, agentes de enfermedad, entre otros.

Los factores *sociológicos* son aquellos creados únicamente por el ser humano. El factor *social* comprende las interacciones entre la gente. Esto incluye también el hacinamiento, calidad de vivienda, condiciones de trabajo, seguridad física y social, afecto, comunicación, asistencia médica, trabajo, progreso, distribución de la riqueza, entre otros.

El factor *cultural* representa aquellos patrones de cultura en un tiempo y lugar dado. Es el patrón de vida que sigue de generación en generación, por ejemplo, los hábitos, modo de pensar, crear y sentir. También, puede describirse como el conjunto de capacidades que el ser humano adquiere como miembro de la sociedad en que vive, sus conocimientos, creencias, costumbres, estatus social, derecho, moral, artes, entre otros. Un 21% de la capacidad del individuo para controlar la enfermedad resulta por su medio ambiente.

El cuidado de la salud.

Se refiere a la manera en que el individuo cuida su salud y se mantiene saludable. Se fundamenta en los buenos actos saludables y en el cuidado apropiado del enfermo. Un 70% de este factor que afecta nuestra salud puede ser controlado por la persona. Delegar nuestra salud en el aparato sanitario, de forma exclusiva, es un error, pues esto nos desvincula de nuestra responsabilidad y buen hacer para estar sanos. Dicho de otro modo, la salud es asunto del individuo y el médico es quien nos ayuda.

Comportamiento o estilo de vida.

La manera en que interacciona el individuo con el ambiente describe lo que es su comportamiento. Este factor resulta de la interacción de los factores físico-ecológicos, psicológicos, socioculturales y espirituales. Esa interacción puede ser positiva o negativa, dependiendo principalmente de las decisiones personales que afectan el bienestar. Sólo el propio individuo tiene control sobre sus acciones. Es un asunto de selección de responsabilidad individual. Sentirse víctima, responsabilizar a los demás de nuestros errores, delegar responsabilidades y no saber tomar las decisiones propias, debilita la capacidad de adaptación y supervivencia, ocasionando personalidades débiles que sucumben al menor contratiempo.

Los *estilos de vida* son patrones de comportamiento, valores y forma de vida que caracteriza a un individuo, grupo o a las diferentes clases sociales. Más específicamente, los *factores de estilos de vida* representan las prácticas diarias, hábitos y

actividades que afectan la salud del individuo. Estos factores que pueden afectar la calidad del estilo de vida son, a saber: los *comportamientos* de cada individuo, sus *relaciones* y *las decisiones* que toma la persona.
Existen dos tipos de *comportamientos,* uno es de bienestar y el otro es de riesgo. Los *comportamientos de bienestar* o saludables representan una acción que ayuda a prevenir la enfermedad y accidente y promueve la salud individual y colectiva y/o mejora la calidad del ambiente. Por el contrario, el *comportamiento de riesgo* es una acción que incrementa la incidencia de enfermedades y accidentes, amenaza la salud personal y la de otros, y ayuda a destruir el ambiente.

Comportamientos de Bienestar (Estilos de vida adecuados)

Ejercicios físicos regulares

Se recomienda como mínimo 2 veces a la semana, de intensidad variable. Los tipos de ejercicios recomendados son aquellos que desarrollan la tolerancia cardiorespiratoria o capacidad aeróbica (caminar, trotar, gimnasia, deportes no competitivos, artes marciales internas, ciclismo, natación, entre otros). Además, se deben practicar ejercicios que fomenten el desarrollo músculo-tendinoso (estiramientos, pesas, Pilates, Yoga, entre otros). Los ejercicios físicos regulares y la actividad física ayudan a prevenir las enfermedades hipocinéticas (aquellas condiciones que podrían resultar de una vida sedentaria), tales como las enfermedades del corazón y de sus coronarias, hipercolesterolemia (altos niveles de colesterol en la sangre), la hipertensión, diabetes sacarina, osteoporosis, dolores en la espalda baja, obesidad, disturbios musculares y articulares, entre otras. Más aún, la práctica regular del acondicionamiento físico mediante algunas de las actividades señaladas, mejoran la capacidad para hacer trabajo físico y la calidad de vida.

Mayor participación en actividades recreativas

Emplear efectivamente el tiempo libre mediante actividades recreativas sanas. La recreación describe el involucrase en ciertas actividades particulares (practicar ejercicios/deportes, admirar la naturaleza, escuchar música, ver cine, involucrarse en juegos de mesa o de ordenador, leer un libro, ver las tiendas en los centros comerciales, realizar técnicas de relajamiento mental, etc.) que se realizan durante el tiempo libre del individuo. La práctica recreativa o de un hobby, nos ayuda a mejorar nuestra calidad de vida y el estado de bienestar en todas sus dimensiones (física, mental, emocional, social y espiritual). En la actualidad, la recreación nos ayuda en el tratamiento y rehabilitación de ciertas condiciones especiales, tales como enfermedades mentales-emocionales e impedimentos físicos. Esto se conoce como recreación terapéutica. Más aún, se ha sugerido que la recreación puede ayudar a involucrar a los jóvenes y adolescentes de tendencias sedentarias en un mayor grado de participación en actividades físicas regulares.

Nutrición adecuada

Las comidas deben ser equilibradas en nutrientes e incluir una variedad de alimentos, excluyendo radicalmente aquellos potencialmente dañinos. De nada vale "comer de todo", si en todo se incluyen los alimentos procedentes de mamíferos, los alimentos muy refinados, los ahumados y las vísceras. Comportamientos nutricionales apropiados incluyen desayunar siempre alimentos energéticos fáciles de digerir (cereales, frutas dulces); reducir el consumo de alimentos altos en colesterol, azúcar blanca refinada y sal refinada de mesa. Hay que preferir

el consumo de grasas poliinsaturadas, alimentos altos en fibra y almidones, suficiente cantidad de vitaminas, minerales y antioxidantes, así como mantener el peso ideal deseable sin obsesionarse por la báscula.
En concreto, hay que eliminar en lo posible los alimentos procedentes de mamíferos, incluida la leche, aunque se admiten los productos fermentados con levaduras. Los cereales tienen que constituir la base de la alimentación humana, lo mismo que las verduras y las frutas dulces. Los tubérculos y legumbres, lo mismo que las algas, aportarán las proteínas necesarias, alimentos que se alternarán con el pescado blanco y azul, mientras que los crustáceos constituirán solamente un placer eventual para el paladar.
Los zumos de fruta serán tan saludables como la fruta de origen siempre y cuando se administren de esta forma: con toda la fibra de la fruta original y convenientemente diluida con agua, nunca concentrada. El estómago de los humanos es lento para digerir, por lo que un líquido frutal tal y como sale de la licuadora no logra traspasar la mucosa gástrica, perdiéndose en el camino muchos nutrientes y ralentizándose la absorción del líquido.

Control de las tensiones (estrés)

El estrés es una situación normalmente favorable para hacernos cada día más fuertes y con mayor capacidad de supervivencia. Sin embargo, cuando la situación desborda nuestra capacidad física y mental de resistencia, se convierte en nuestro enemigo. Este es un aspecto muy importante para el bienestar mental y emocional. Para poder mantener un adecuado bienestar mental y emocional se sugiere: 1) adaptarse a las situaciones de la vida que provocan frustraciones y problemas emocionales (mediante la práctica de ejercicios de relajación, meditación, descanso adecuado y ejercicios o actividades recreativas constructivas); 2) no practicar la huída como la única alternativa ante situaciones conflictivas. 3) eliminar las fuentes o causas de las tensiones, hasta donde sea posible, sin que esto nos lleve al apartado 2.

No fumar

En el tabaquismo no hay moderación, ni presumir por "fumar poco". Del mismo modo que sabemos de personas muy longevas que han sido fumadoras empedernidas, también sabemos de quienes han desarrollado asma, bronquitis crónicas, alteraciones cardiovasculares y cáncer a edades muy tempranas. Si la persona fumadora cree que el mayor problema que tendrá que soportar es esa pertinaz tos matutina, está equivocado. Otro asunto es que ese vicio irracional perjudique a quienes nos rodean, lo que indudablemente constituye un delito, al menos ético y en ocasiones jurídico. Se ha encontrado que el no fumador posee el mismo (o mayor) riesgo para obtener las enfermedades inducidas por el tabaco si lo comparamos con los fumadores regulares. Cierto que la nicotina solamente la aspira el fumador, pero el no fumador termina aspirando un gas con menor proporción de oxígeno que el propio fumador. Además, el humo del tabaco impregna las paredes y suelos de los hogares y lugares de trabajo, dejando micropartículas que luego aspiraremos.

No ingerir alcohol (o su consumo moderado)

Obviamente, el alcohol en todas sus variantes debería ser eliminado, aunque los productores de vino insistan en que un poco es saludable, sobre todo para sus abultados bolsillos. El alcohol hay que medirlo por su graduación, y aunque el coñac indudablemente será más perjudicial que el vino, después de ingerir una botella de buen "caldo" durante una copiosa comida, la cantidad de alcohol etílico que llega al cerebro es

incompatible con la salud, tal y como las pruebas de alcoholemia demuestran. Un vaso al día, tolerable; a partir de ahí mejor se pasa al agua, que esa sí que no hace daño.
Nada que objetar con el consumo moderado de cerveza, rica en multitud de nutrientes, o de la sidra, cuyo poder diurético hace que el alcohol desaparezca rápidamente de la sangre, antes incluso de que pueda transformarse en amoníaco en el cerebro. Tampoco hay dosis mínimas para el alcohol, pues todo depende de la calidad de su estómago e hígado para soportarlo. El consumo regular de alcohol puede ocasionar: enfermedades en el hígado (cirrosis, hígado graso), úlceras gástricas, alteraciones nerviosas (demencias, agresividad) y otras condiciones físicas (diabetes y obesidad), deficiencias nutricionales, problemas psicosociales, y accidentes de tráfico.

Tomar drogas o medicamentos

No se crea que hay mucha diferencia entre un psicofármaco y una droga. Si cree que por el hecho de estar recetado por un médico le quita peligrosidad, es usted un ingenuo. Los medicamentos para el psiquismo ocasionan todos los males de las drogas: adicción, dependencia, enfermedades hepáticas, alteraciones de la personalidad con frecuencia irreversibles, peligro de sobredosis y efectos secundarios imprevisibles. Se sugiere utilizar solamente los psicofármacos en casos extremos, cuando la vida social sea imposible, y siempre por el menor tiempo posible.

Dormir de 7 a 8 horas

Dormir las horas diarias que requiere el cuerpo para funcionar efectivamente y productivamente. Esta cantidad es variable en cada individuo y sus circunstancias.

Por lo general (aunque existen variaciones individuales) el cuerpo requiere de siete (7) a ocho (8) horas de sueño nocturno. El no dormir lo suficiente está asociado con accidentes, fatiga general, depresión, y con el tiempo intoxicación del sistema nervioso por acumulación de metabolitos que deberían eliminarse durante el sueño.

Amar y ser amado
Las relaciones adecuadas pueden mejoran la calidad de vida, pero para que sean satisfactorias debemos preocuparnos por lograr la felicidad de quienes nos acompañan. Dichas relaciones ayudan al buen funcionamiento de todas las facetas de la vida, y una persona felizmente enamorada soporta mejor los avatares de la vida, siendo menos probable que enferme. Por el otro lado, las malas relaciones desmerecen la calidad de vida cuando son prolongadas. Estas relaciones obstaculizan cualquier gestión que se intente para alcanzar un nivel de salud positiva. Por desgracia, en numerosas ocasiones la ruptura sentimental ocasiona nuevos y más graves daños psicológicos, pues detrás de un divorcio o separación no siempre llega la felicidad. Quien así lo piense es un iluso.

Tener un ideal
Luchar por una idea, tener férreas ideas filosóficas o religiosas, lo mismo que perseguir la sabiduría, nos llevan a la felicidad suprema, muy alejada de la persecución obsesiva de los bienes materiales como fuente de felicidad. Los religiosos suelen ser personas longevas, lo mismo que quienes vuelcan su felicidad en la meditación, la filosofía, las artes o la metafísica. Las ciencias del alma, incluso aquellas aprendidas de modo autodidacta, terminan proporcionando la mejor de las

satisfacciones, hasta el punto en que la muerte deja de asustar, ya que supone simplemente un nuevo cambio de la existencia.

Conclusiones

El factor principal que determina nuestro bienestar lo representa el comportamiento para mantener la salud y el estilo de vida. Es nuestra responsabilidad modificar todo comportamiento de riesgo hacia aquellos que sean saludables/correctos. La colectividad, ser sociable y tener actividades de grupo es saludable, pero debemos dar más importancia a nuestro yo interno, no buscando compulsivamente vivir experiencias colectivas.

Una vez repasados los factores anteriores, llegamos a la conclusión de que al menos un 90 por ciento de todos los factores que pueden causarnos la muerte prematura o dolorosa pueden ser controlados por nosotros mismos. Si usted es de los que creen que la salud física y mental se debe poner en manos de los médicos, con chequeos rutinarios, vacunas y aceptando sus consejos, estará buscando una solución pasiva, dependiente de otro, fácil y cómoda, pero de ningún modo efectiva.

Y no se excuse cuando caiga enfermo, ya que casi siempre es usted el único responsable, del mismo modo que la felicidad depende esencialmente de usted mismo. No busque obsesivamente a alguien que le haga feliz, que le dé sentido a su vida; esos son asuntos suyos.

CAPÍTULO 7

FASES DE LA ENFERMEDAD

Antes de repasar la sintomatología de algunos tipos de cáncer, quisiera advertirle de la posibilidad de que se convierta en un hipocondríaco, viendo males y enfermedades graves en síntomas banales que desaparecerán en el momento en que deje de pensar en ellos. Solamente cuando tenga un diagnóstico certero y fiable es el momento de analizar sus síntomas y valorarlos adecuadamente.
Los remedios naturales aquí recomendados, uno para cada enfermedad, suponen solamente el tratamiento individualizado, pero el enfermo deberá emplear uno o más de los remedios que se describen en el capítulo *tratamiento*.

Cáncer colorrectal

Los enfermos pueden presentar alguno de estos síntomas:

- Cambio en los hábitos intestinales: diarrea, estreñimiento o estrechamiento de los excrementos. Se considera como norma que las diarreas son características de los casos de cáncer de ciego y colon ascendente, mientras que el estreñimiento lo es de los localizados en el colon descendente y sigma. La diarrea se produce por el proceso de irritación y el estreñimiento debido a que el tumor está estrechando la luz del intestino y no permite el paso de la materia fecal.

- Sensación de tener que evacuar que no se alivia al hacerlo.
- Sangrado rectal o en los excrementos.
- Debilidad, cansancio y disminución del apetito: estos síntomas se dan cuando el cáncer está muy avanzado.
- Masa tumoral: cuando el tumor está muy desarrollado puede detectarse la masa en una palpación.
- Dolor cólico: sensación de plenitud o molestia indefinida, a veces difusa y otras veces localizada. Cuando se produce un cuadro de obstrucción puede darse dolor debido al estrechamiento que se produce en el intestino. También el dolor se ocasiona debido a las infiltraciones peri-rectales de las estructuras nerviosas.
- Ictericia: coloración amarillenta de la piel y los ojos debido a una afectación hepática.

Remedio natural recomendado: Diarreas, agua de arcilla. Estreñimiento, semillas de lino. Ácido fólico.
Importante: Suprimir carnes rojas y alcohol.

Cáncer de mama

En los estadios iniciales del cáncer de mama la mujer no suele presentar síntomas. El dolor de mama no es un signo de cáncer aunque el 10% de estas pacientes lo suelen presentar sin que se palpe ninguna masa.

- El primer signo suele ser un bulto que, al tacto, se nota diferente del tejido mamario que lo rodea. Se suele notar con bordes irregulares, duro, que no duele al tocarlo. En ocasiones aparecen cambios de color y tirantez en la piel de la zona afectada. No todos los tumores malignos presentan estas características pues algunos tienen bordes regulares y son suaves al tacto.

- En las primeras fases, el bulto bajo la piel se puede desplazar con los dedos. En fases más avanzadas, el tumor suele estar adherido a la pared torácica o a la piel que lo recubre y no se desplaza. El nódulo suele ser claramente palpable e incluso los ganglios de las axilas pueden aumentar de tamaño. Los síntomas de estas etapas son muy variados y dependen del tamaño y la extensión del tumor.

Otros signos que pueden aparecer son:

- Dolor o retracción del pezón.
- Irritación o hendiduras de la piel.
- Inflamación de una parte del seno.
- Enrojecimiento o descamación de la piel o del pezón.
- Secreción por el pezón, que no sea leche materna.

Remedio natural recomendado: Perlas de Onagra. Germinados de soja o isoflavonas.

Importante: Hay que suprimir drásticamente la cafeína y las grasas saturadas. Evitar el alcohol y las carnes de cualquier tipo fritas, así como los antitranspirantes con cloruro de aluminio.

Estrategias de prevención

La mayoría de las mujeres e incluso los médicos, creen que prevenir el cáncer de mama consiste en hacerse periódicamente mamografías, pero la prueba del cáncer no es lo mismo que la prevención. Aunque la detección temprana es importante, el uso de un método de detección en sí mismo aumenta el riesgo de desarrollar cáncer.

El Instituto Americano para la Investigación del Cáncer estimó que alrededor del 40 % de los casos de cáncer de mama en los Estados Unidos podrían prevenirse si las personas tomaran

decisiones más seguras, aunque ese porcentaje se nos hace muy bajo.
Aplicando las siguientes indicaciones, se podrían evitar la mayoría de los tumores de mama.

•Evitar el azúcar refinado, especialmente la fructosa.
•Optimizar los niveles de vitamina D, la cual influye en prácticamente cada célula de su cuerpo y es uno de los combatientes del cáncer más poderoso. La vitamina D en realidad es capaz de entrar en las células de cáncer y desencadenar la apoptosis (muerte celular). Quizá necesite mezclar vitamina D3 con vitamina K2.
•Obtener vitamina A o tomar por periodos alternos suplementos.
•El Masaje Linfático de los Senos podría ayudar a mejorar la capacidad natural para eliminar las toxinas cancerosas. Se puede hacer como un automasaje.
•Evite las carnes a la parrilla que están relacionadas con un aumento en el riesgo de cáncer de mama.
•Mejorar la sensibilidad de los receptores de insulina/leptina. La mejor forma de hacerlo es evitando el azúcar y hacer ejercicio de forma regular.
•Mantener un peso corporal saludable. Esto vendrá de forma natural cuando comience a comer de acuerdo con su tipo nutricional y a hacer ejercicio.
•Tome un cuarto de jugo de vegetales orgánico al día.
•Consumir grasas de omega-3 de origen animal de alta calidad, como el aceite de Kril.
•Curcumina. Este es el ingrediente activo en la cúrcuma y en altas concentraciones, especialmente cuando se combina con un fosfolípido como la fosfatidilcolina y el compuesto de la pimienta, piperina, puede ser muy útil en el tratamiento contra el cáncer de mama.

•Evite tomar alcohol o al menos limitar el consumo de bebidas alcohólicas a una al día.
.No beber nada que tenga cafeína.
Evitar desodorantes que contengan aluminio, pues se absorben a través de la piel y evitan el drenaje de los ganglios linfáticos.
•Evitar utilizar sostenes con varillas de teflón. Existe evidencia que un sostén sin varillas disminuye el riesgo de cáncer de mama.
•Evitar los campos electromagnéticos lo más que pueda. Incluso las sabanas eléctricas pueden aumentar el riesgo de cáncer.
•Evite la terapia de reemplazo de hormonas sintéticas. El cáncer de seno es un cáncer relacionado con los estrógenos, de acuerdo con un estudio publicado en el Journal of the National Cancer Institute. Hay riesgos similares para las mujeres jóvenes que usan anticonceptivos orales.
•Asegúrese de que no tiene deficiencia de yodo, ya que hay evidencias convincentes que relacionan esta deficiencia con ciertos tipos de cáncer.

Cáncer de próstata

Sintomatología habitual:

- Necesidad de orinar frecuentemente y, sobre todo, por la noche.
- Dificultad para comenzar la micción o detenerla.
- Incapacidad para orinar.
- Interrupción del flujo de orina o débil.
- Micción dolorosa o sensación de quemazón.
- Dificultad para tener una erección.
- Eyaculación dolorosa.
- Sangre en orina o semen.

- Dolor frecuente o sensación de tensión en la parte inferior del abdomen, en caderas o en la parte superior de los muslos.

Según los estudios realizados, no está demostrado en ningún caso que el chequeo rutinario sirva para un diagnóstico precoz.

La determinación de la PSA puede dar muchos falsos positivos (parece que hay una enfermedad pero no la hay realmente) con lo que se realizarían muchas biopsias de la glándula innecesarias, aumentando con ello la ansiedad del paciente. Las cifras del análisis para determinar la PSA se expresan en nanogramos por mililitros. Por lo general, resultados por debajo de 4ng/ml se consideran normales. Entre 4 y 10ng/ml, son resultados dudosos. Aquellos que están por encima de 10ng/ml se consideran resultados altos y con mayor probabilidad de presentar un cáncer de próstata.

Se han realizado trabajos de investigación para estudiar la eficacia de los tratamientos. Después de revisar un gran número de prostatectomías en estos trabajos se ha llegado a la conclusión de que en un elevado porcentaje de las operaciones realizadas, el resultado del tratamiento hubiera sido igual si no se hubiese hecho la operación.

Remedio natural recomendado: Sabal serrulatum, polen, zinc, vitamina E.

Importante: El aumento del líquido prostático ocasiona una agudización de los síntomas, por lo que se recomienda hacer el amor al menos dos veces por semana. No comer carnes rojas.

Linfoma No Hodgkin

Los síntomas que producen este tipo de tumores varían según sea su localización y el tipo de linfoma.

- En los linfomas no Hodgkin que afectan a ganglios linfáticos cercanos a la superficie del cuerpo (cuello, ingle o axilas) se pueden observar o palpar fácilmente un bulto o masa. Suelen ser detectados por el propio paciente, por un miembro de la familia o por un profesional médico.

- Los ***linfomas linfoblásticos,*** que inciden en niños y jóvenes, se presentan con una masa en el mediastino, espacio de la cavidad torácica, de rápida progresión y que puede producir un síndrome de la cava superior o una obstrucción traqueal.
- El ***síndrome de la cava superior*** consiste en que el linfoma comprime esta vena y eso produce inflamación de la cabeza y de los brazos. Esto puede afectar al cerebro y poner en peligro la vida, por lo que hay que actuar con urgencia.
- El ***linfoma de Burkitt,*** en su forma endémica, se da en niños de unos 7 años. Sus síntomas son tumores que afectan a la mandíbula, las vísceras abdominales y, aisladamente a la piel, a las mamas, al testículo o a los huesos largos. Aquellos tumores que se sitúan en la parte posterior al abdomen, pueden causar paraplejia. La forma esporádica del linfoma de Burkitt se presenta como una masa abdominal importante. Puede producir obstrucción o una perforación intestinal, en ocasiones puede afectar a los ovarios, al riñón, al retroperitoneo o a los ganglios periféricos o infiltrando la médula ósea.
- El ***linfoma gástrico:*** es el más frecuente dentro de los linfomas extraganglionares. Suele presentarse como un tumor localizado. Los síntomas son parecidos a las enfermedades gástricas: pérdida de peso con dolor de estómago, anorexia, náuseas, vómitos y hemorragia gastrointestinal.
- El ***linfoma intestinal:*** produce dolor y una masa abdominal, pérdida de peso u obstrucción intestinal.
- ***Linfoma del anillo de Waldeyer***: es la localización más frecuente después de las formas gastrointestinales y representa un tercio de los casos. Produce una masa

amigdalar, con ganglios cervicales que producen dificultad para tragar. En el 10% de los casos existe además una afectación gástrica.

- *Linfoma del tiroides:* estos enfermos presentan una masa en el cuello no dolorosa, que puede provocar dificultad para tragar, ronquera, estridor o un síndrome de la vena cava.
- *Linfoma óseo:* también es frecuente, con una incidencia del 5%. Se presenta dolor local, a veces, edemas, afectación de partes blandas y una masa que es perceptible. Los huesos que suelen estar más afectados son los largos, seguidos de la mandíbula, el maxilar y la pelvis.
- *Linfomas del sistema nervioso central:* se presentan, al igual que los tumores cerebrales, con alteraciones mentales, aumento de la presión intracraneal, cefaleas, parálisis de nervios craneales, ataxia o convulsiones.

Remedio natural recomendado: Uña de gato, Equinácea.

Importante: El estrés continuado, el rencor y la rabia acumulados, debilitan seriamente el sistema linfático, por lo que se recomienda una terapia conjunta del psiquismo. Hay aversión a las grasas.

Cáncer de piel

- El cáncer de piel no melanoma puede tener el aspecto de diversas marcas en la piel.
- Los carcinomas de ***células basales*** aparecen en forma de áreas de color rojo, planas o escamosas, o de pequeñas áreas cerosas, brillantes y translúcidas al relieve que pueden sangrar. Puede haber algún vaso sanguíneo irregular visible, o mostrar áreas de color azul, café o negro.
- Los carcinomas de ***células escamosas*** pueden tener forma de protuberancias crecientes, de superficie áspera, o planos como manchas rojizas de la piel que crecen lentamente.

- El ***melanoma*** puede aparecer como un cambio en aquellas manchas de la piel. Cualquier llaga, protuberancia, marca, etc. que sea sospechosa pudiera ser un melanoma. La piel puede volverse áspera o escamosa, o puede sangrar o exudar.
- Se puede dar un melanoma a partir de un ***lunar***, que cambie de aspecto, o textura. Por lo general, un lunar es una mancha de color uniforme, de color café, canela o negro en la piel. Tienen menos de seis milímetros de diámetro y puede estar presente desde el nacimiento o puede aparecer en la infancia o juventud. La mayoría de las personas tienen lunares que son benignos. Es importante reconocer sus cambios.

La regla del ABCD puede ayudar a reconocer las características de un melanoma:

Asimetría: la mitad del lunar no se corresponde con la otra mitad.
Bordes irregulares: los bordes del lunar son desiguales.
Color: el color del lunar no es uniforme, sus tonalidades varían desde un marrón a un rojo, o azul.
Diámetro: el lunar tiene más de 6 milímetros de ancho.
Aunque esta regla es útil para la mayoría de los melanomas, no todos se ajustan a estas características.
Remedio natural recomendado: Caléndula
Importante: Las radiaciones ultravioleta, incluso las de alta montaña, aumentan la malignidad de las lesiones e impiden la curación. Los protectores solares pueden ser otra causa plausible del melanoma en lugar de proteger, como se piensa.

Cáncer de estómago

El cáncer de estómago es una enfermedad traicionera porque

avisa demasiado tarde. Puede no producir ninguna molestia durante largo tiempo y suele estar muy avanzado cuando el paciente nota el primer síntoma. Además, los problemas que produce son tan comunes que no suelen alarmar al principio. El sujeto puede notar:

- acidez de estómago o sensación de gases
- molestias vagas en el abdomen
- diarrea o estreñimiento
- pérdida de apetito y de peso
- sensación de cansancio o debilidad
- aparición de sangre en las heces o en un vómito

Remedio natural recomendado: Malvavisco, agua de arcilla. Importante: Evitar los alimentos o bebidas calientes; siempre a temperatura ambiente. Aumentar los carotenos y vitamina A.

Cáncer de hígado

- A menudo se habla de la enfermedad silenciosa porque es frecuente que en los estados iniciales no dé ningún síntoma de alerta, salvo que comience a crecer cerca de la cápsula, en cuyo caso comenzará a doler, o bien que obstruya la vía biliar y ocasione ictericia. Sólo a medida que el tumor crece de tamaño y la enfermedad se extiende, pueden empezar a aparecer los síntomas. Entre estos destaca el dolor en la zona superior del abdomen y que, en ocasiones, se extienden hasta la espalda.
- También puede aparecer pérdida de peso, falta de apetito, debilidad, cansancio, náusea y vómitos, fiebre... Además, si la piel y los ojos adquieren una tonalidad amarillenta y la orina se vuelve oscura, las heces blancas, significa que se está produciendo ictericia. Muchos de estos signos son

inespecíficos, y pueden estar causados por otras enfermedades que no son cancerosas.

- Algunos tumores del hígado producen hormonas que actúan en otros órganos del organismo. Esto puede condicionar que se eleven los niveles de calcio en la sangre, lo que puede provocar cansancio, o reducir los niveles de azúcar, llegando incluso a causar desmayos. Todo ello puede confundir a los médicos haciéndoles pensar que la persona padece algún problema relacionado con el sistema nervioso o con las glándulas endocrinas (encargadas de la producción de hormonas).

Remedio natural recomendado: Cardo mariano, Omega-3.

Cáncer ginecológico

Un 93% de las mujeres con cáncer en el cuello del útero están infectadas por el papilomavirus.

- El síntoma más común del cáncer de útero y de cerviz es la hemorragia vaginal anómala. En un principio este sangrado es un fluido muy acuoso en el que la cantidad de sangre va siendo mayor. Hay que tener cuidado para no confundirlo con el inicio de la menopausia, en caso de que coincida con este periodo de la vida. Otros signos son el dolor durante el acto sexual o al orinar, o una molestia general en el área pélvica.

Remedio natural recomendado: Bolsa de pastor.

Importante: Suprimir el tabaco y la obesidad. Practicar el sexo con regularidad es saludable.

Cáncer de pulmón

Los síntomas del cáncer de pulmón no suelen aparecer en los

primeros estados sino que surgen cuando ya se ha extendido demasiado como para aumentar las probabilidades de curación. De hecho, desde que se produce la primera célula maligna hasta que una persona consulta por primera vez al médico ante los síntomas de la enfermedad, pueden pasar entre diez y veinte años.

Entre los síntomas más frecuentes están:
- Tos insistente.
- Dolor en el pecho que aumenta al respirar.
- Pérdida de peso y apetito.
- Falta de aliento.
- Bronquitis y neumonía frecuentes
- Respiración jadeante o con silbido.
- Esputos con sangre o coloración rojiza (flemas).
- Afonía o "gallos" en la voz de forma persistente
- Inflamaciones en zonas ganglionares, como en el cuello o axilas.
- Mareos, dolor de cabeza debilidad o adormecimiento de algún miembro debido a una afectación del cerebro.
-

A menudo los pacientes con cáncer de pulmón sufren síntomas iniciales que repercuten sobre otros órganos y que hace que, en un principio, se piense en otra enfermedad. A este conjunto de síntomas se les denomina síndromes paraneoplásicos y comprenden los siguientes estados:
- Niveles bajos de sodio en sangre producen síntomas como cansancio, pérdida de apetito, debilidad muscular o calambres, náuseas, vómitos, inquietud y confusión.
- Hay una producción excesiva de sustancias que hacen que se produzcan coágulos, esto puede dar lugar a patologías importantes al obstruir venas pulmonares o cerebrales, por

ejemplo: un aumento del calcio en sangre produce mayor frecuencia urinaria, estreñimiento, debilidad, confusión y mareos.

Remedio natural recomendado: Gordolobo.

Importante: Suprimir el alcohol y la carne de mamífero. Hacer ejercicio suave.

Cáncer de esófago

El cáncer de esófago no suele presentar síntomas muy claros durante las primeras fases de la enfermedad, de ahí que frecuentemente se diagnostique en fases demasiado avanzadas de la enfermedad como para tener cura. Suele aparecer alrededor de los 45 años.

Los síntomas más habituales son:

- Reflujos ácidos
- Dificultad o dolor al tragar
- Tos persistente
- Vómitos
- Esputos sanguinolentos
- Pérdida repentina de peso.

Remedio natural recomendado: Própolis, malvavisco.

Importante: deben suprimirse radicalmente el tabaco y el café.

Cáncer de boca

Aunque cada paciente puede experimentarlos de forma diferente, algunos de los signos que pueden indicarnos que estamos ante una situación maligna son:

- Una llaga que no acaba de curar
- Un bulto que aparece de repente en los labios o en el interior de la boca

- Una mancha roja que aparece repentinamente en la lengua
- Hinchazón en las mandíbulas
- Dolor de oído
- Cambios en la voz
- Dolor en la zona
- Problemas para masticar y tragar

Remedio natural recomendado*:* Própolis, tomillo.

Los elixires alcohólicos enérgicos ocasionan el desarrollo de este tipo de cáncer al anular las flora saprofita de la boca y la lisozima. Mascar tabaco y mordisquear lapiceros es otra causa comprobada. La piel que recubre los puros, rica en pigmentos, puede ser otra de las causas, lo mismo que los colorantes y edulcorantes artificiales de los chicles. Especialmente peligrosos son los chicles de nicotina.

Leucemia

Los síntomas suelen darse en pocas semanas y los más frecuentes son:

- Anemia que produce palidez, cansancio, insuficiencia respiratoria y taquicardia. También puede darse una pérdida de apetito y de peso. Se produce por la invasión tumoral de la médula ósea.
- A veces aparecen hemorragias producidas por la disminución de las plaquetas. Son graves cuando el número de plaquetas es inferior a 10.000 por ml y no se producirán si la disminución no es muy intensa (50.000 por ml). La hemorragia cerebral puede ser una complicación en estos casos. Puede que no se llegue a producir una gran hemorragia y que la falta de plaquetas únicamente produzca hematomas, sangrado de encías o hemorragias nasales leves.
- Los síntomas de la leucemia del sistema nervioso central

incluyen dolor de cabeza, debilidad, vómitos, convulsiones, visión borrosa y pérdida de equilibrio.

- Cuando el hígado o el bazo están afectados se suelen inflamar. Esta inflamación la detectará el médico con una exploración física.
- Los ganglios linfáticos afectados también suelen inflamarse y esto puede notarlo el propio paciente cuando son los más superficiales, como los de las axilas, cuello, etc. Los que estén más profundos, se visualizarán a través de alguna prueba diagnóstica.
- El timo suele verse afectado en la leucemia linfocítica aguda de células T. Cuando ocurre, se inflama y produce tos e insuficiencia respiratoria. Cuando las células leucémicas crecen en esta zona, pueden afectar a la vena cava superior y comprimirla. Esto provocará una inflamación de la cabeza y de los brazos. Este síndrome puede afectar al cerebro y comprometer la vida.

Remedio natural recomendado: Tanacetum Parthenium

CAPÍTULO 8

TRATAMIENTO NATURAL

Ya hemos mencionado que con el cáncer no existe ningún tratamiento seguro ni ninguno inútil; todos se deben probar en la medida que vayan fracasando los anteriores. Lo importante es no asistir resignado a nuestra muerte, aunque en algún momento deseemos abandonar ante lo inútil de los resultados. Mientras hay vida, hay esperanza. Un ambiente esperanzador, música adecuada, la realización de un deseo o capricho antiguo, alguna creencia religiosa y filosófica, así como la búsqueda de alternativas médicas que puedan aportar algún bienestar, son los requisitos imprescindibles para dar calidad a la vida restante.

La dieta

Una alimentación vegetariana, baja en calorías y rica en antioxidantes, siempre ayuda a mejorar el estado general y disminuir la evolución de la enfermedad. Un ayuno a la semana, y una semidieta basada en vegetales y frutas, puede ser recomendable. Mejor, eliminar la cena.

Esta es la relación de los alimentos con propiedades anticancerígenas:

Col (berza)
Rábanos
Repollo
Coles de Bruselas

Manzana
Melocotón
Uvas
Remolacha roja
Apio
Zanahoria
Mijo
Melaza de caña
Berros
Alcachofas
Germinados de alfalfa
Brécol
Ajos
Cebollas
Aguacate
Tomates
Arándanos
Pimientos

Condimentos especiales:

Albahaca
Pimienta negra
Cominos
Jengibre
Orégano
Romero
Salvia

PRODUCTOS DE ESPECIAL INTERÉS

Moringa

Composición:
Es rica en palmitoleico, oleico y linoleico, además de vitaminas A y C.

Usos medicinales:
Moringa se utiliza para la anemia, artritis, asma y estreñimiento.
De modo especial como terapia antienvejecimiento, para el cáncer y la diabetes.
También es eficaz en la epilepsia, dolor de estómago, gastritis, jaquecas, hipertensión, cálculos renales, infecciones parasitarias y afecciones tiroideas.
Se le atribuyen propiedades como afrodisíaco y estimulante del sistema inmunológico.
En forma tópica se emplea como germicida, abscesos, verrugas y pie de atleta.
En algunos países se emplea en la fabricación de cosméticos.
Otros usos:
Como alimento es muy nutritiva y se prepara de manera similar a las judías verdes, mientras que las semillas se quitan de las vainas más maduras y se cocinan como los guisantes o asadas como las nueces.

Maitake

Composición:
Potasio, calcio y magnesio. Vitaminas B2, D2 y niacina. Fibra y aminoácidos. Un inhibidor de alfa glucosidasa, un inhibidor de la enzima ciclo oxigenasa, un inhibidor del factor de crecimiento

endotelial vascular VEGF. Lys-N (proteasa). Beta-glucanos 1,6 Beta-glucano, (grifolan). 1,3 Beta-D-glucanos. Beta-glucano ácido. Hetero-Beta-glucano. y Lectina N-acetilgalactosamina-específica ("GFL"). Grifolan.

Usos medicinales:
Cáncer
El Maitake es visto como una alternativa para evitar el avance del cáncer mediante la mejora de la producción de interleucinas y las linfoquinas.
También, en 2009, un estudio llevado a cabo en seres humanos por el centro del Cáncer Memorial Sloan-Kettering, demostraron que era capaz de estimular el sistema inmunológico de los pacientes que sufren de cáncer.

Especialmente en cáncer de pecho, próstata, y cáncer colorrectal.
En un estudio clínico no aleatorio, de 165 pacientes, con etapas avanzadas de cáncer (III-IV), se observó un retroceso tumoral, o una mejoría significativa de los síntomas, en 11 de los 15 pacientes con cáncer de mama; 12 de 18 pacientes con cáncer de pulmón, y en 7 de 15 pacientes con cáncer de hígado.

Puesto que es rico en polisacáridos, el consumo regular proporciona un largo camino para mejorar el sistema inmunológico.

Recientes estudios In Vitro, han mostrado que los 1,3 Beta D-glucanos, de la fracción hidrosoluble de los cuerpos fructíferos, estimulan la producción de citoquina por parte de los macrófagos, induciendo una respuesta inmune.

Graviola

Composición:
Las acetogeninas de las anonáceas son sustancias cerosas que resultan de la combinación de ácidos grasos para formar una lactona terminal.
Estos compuestos tienen acción directa sobre las mitocondrias, el ATP, el Aparato Reticular de Golgi, las membranas y plasma celular.
También contienen Bullatacin, Betasitosterol, Sitosterol, Campesterol, Ácido Mirístico, Ácido Esteárico, Stigmasterol, Aminoácidos, Vitaminas y Minerales que actúan a nivel Enzimático y Molecular.

Usos medicinales:
Su principal cualidad es la capacidad que posee para eliminar las células cancerosas, sin causar daño al resto de células sanas, hecho que sitúa su potencial, como tratamiento alternativo ante el cáncer, muy por encima de los convencionales con quimioterapia.
Posee cualidades anti-bacterianas, incluso contra hongos.

Otros usos:
Tiene propiedades antiparasitarias, vasodilatadoras, antiespasmódicas, antidiabéticas.

Astrágalo

Composición:
Contiene flavonoides, polisacáridos, saponinas, aminoácidos y minerales, además del principal principio activo conocido como

astragalán, un polisacárido que ha demostrado inhibir la replicación de algunos virus.

Usos medicinales:
Intensifica la fagocitosis de los sistemas retículo-endoteliales, estimula la producción natural de interferón por el cuerpo humano y, además, potencia la actividad de este importante inmunomodulador. Aumenta la actividad de los Linfocitos T. Puede disminuir la hiperactividad inmune en pacientes con lupus eritematoso sistémico, esclerosis múltiple y miastenia gravis. Estimula la producción de interferón y mejora la movilidad de los espermatozoides.
Se recomienda en cualquier enfermedad que cause daños en el sistema linfático, hepático y defensivo en general. También, y de modo especial, en Cáncer y SIDA. Es la planta más importante para la longevidad, al actuar sobre el acortamiento de los telómeros cromosómicos.

Cúrcuma

Composición:
Curcumina, resina, almidón y ácidos orgánicos.
Usos medicinales:
Se emplea como tónico estomacal pues estimula la producción de jugos gástricos, siendo adecuado para abrir el apetito y en la hipoclorhidria. Es colagoga, carminativa y reduce el colesterol. Es un potente antiinflamatorio y se le atribuyen propiedades anticancerígenas.
Según el Dr. William LaValley -un médico oncólogo pionero de la medicina natural- la curcumina es única, ya que parece ser universalmente útil para casi cualquier tipo de cáncer.

Una razón para esta proclividad universal anti-cancerígena es la capacidad de la curcumina para la disfunción mitocondrial principal que es probablemente una de las causas fundamentales del cáncer. Una vez que entra en una célula, también afecta a más de 100 procesos moleculares diferentes.

Un estudio publicado en 2008 en la revista *Cancer Prevention Research* demostró que la curcumina inhibe la motilidad (capacidad de movimiento) de las células de cáncer de mama y su propagación. Un año más tarde, un estudio publicado en la revista *Molecular Pharmacology* observó que la curcumina inhibe el crecimiento de células pancreáticas tumorales. Y otro estudio en 2009 encontró que la curcumina promueve la muerte de células pulmonares cancerosas.

Otros usos:
Forma parte de la salsa curry, mezclada con coriandro, jengibre, comino, nuez moscada y clavo.

Toxicidad:
Tiene efecto anticoagulante.

Indole 3-carbanol

El Indole-3-carbinol (I3C), un elemento químico encontrado en las verduras de la familia del brócoli, se cree que tiene propiedades contra el cáncer hormono dependiente. El I3C se encuentra en las verduras crucíferas (las plantas del genero Brassica) como la col, el brócoli, la col de Bruselas, la coliflor, la coliflor rizada, el colinabo y nabos.
El indole-3-carbinol parece funcionar de varias maneras: (1) facilita la conversión de estrógeno hacia una forma menos

estimuladora del cáncer. (2) bloquea parcialmente los efectos del estrógeno en las células, (3) elimina directamente o inhibe a las células cancerosas, y (4) reduce los niveles de radicales libres, los cuales pueden estimular el desarrollo de cáncer al dañar el ADN.

Usos medicinales:
El I3C es objeto de diferentes investigaciones biomédicas por su acción antioxidante, antiestrógenos y antiaterogénicos. Su principal mecanismo actúa en su capacidad para modular el metabolismo de los estrógenos buenos.
El I3C aumenta el metabolismo de los estrógenos y por lo tanto abre la puerta a la formación de testosterona sin inhibiciones. Además, I3C también potencia la acción de la próstata, la sensibilidad a la insulina y también promueve la pérdida de peso en el abdomen.

En 1997 se demostró que la indol-3-carbinol es capaz de detener el crecimiento del cáncer de mama al actuar positivamente sobre el metabolismo de los estrógenos e interrumpiendo el ciclo celular.
Indol-3-carbinol ha hecho su primera aparición en 1960 en el tratamiento de carcinomas inducidos por toxinas químicas (dioxina).
Indol-3-carbinol controla el metabolismo de los estrógenos a través del mismo receptor que permite a la dioxina entrar en la célula.
Este receptor puede ser activado por algunas toxinas y el indol-3-carbinol. Sin embargo, la diferencia tiene que ver con que después de este receptor, la dioxina produce cáncer, mientras que el indol-3-carbinol inhibe el crecimiento tumoral.

Indol-3-carbinol tiene efectos protectores contra tumores dependientes de hormonas, interviniendo de manera específica en el metabolismo de la hormona sexual estradiol.

En principio, esta hormona se puede descomponer de dos formas: Los metabolitos posibles son estriol o catecol-estrógeno. Mientras que una alta concentración de estriol aumenta el riesgo de desarrollar cáncer de mama después de la menopausia, la catecol-estrógeno no influye en el crecimiento del tumor.

Los estudios han demostrado que el indol-3-carbinol promueve la formación de productos de de composición menos peligrosos. En varios in vitro e in vivo se ha demostrado que el indol-3-carbinol inhibe el crecimiento de células tumorales positivas para receptores de estrógeno en una tasa del 90 por ciento. También en los carcinomas de mama receptores de estrógeno negativo, la administración de indol-3-carbinol resultó positiva en la inhibición del crecimiento celular.

En estos tumores el tamoxifeno no tuvo ningún efecto.
El efecto favorable en este tipo de tumoración es debido a sus efectos antioxidantes fuertes.
En los fumadores también fue capaz de demostrar que inhibe el crecimiento de cáncer de pulmón.
El I3C ha sido investigado adicionalmente como un protector hepático.

Sus efectos quedan bloqueados por medicamentos inhibidores de la bomba de protones (Omeprazol-Ranitidinas)

Reforzadores del sistema inmunitario

Própolis

Esta resina constituye la base de cualquier tratamiento contra el cáncer, pues posee dos acciones conjuntas que no se encuentran en ningún otro producto disponible: inhibe la proliferación de las células malignas y refuerza el sistema inmunitario. Se puede tomar por tiempo indefinido y no se le conocen efectos secundarios.

Las aplicaciones del própolis -propóleos- por el hombre es tan antigua que se conocen pruebas que demuestran que durante la dominación faraónica se utilizaba ampliamente para embalsamar los cadáveres, ya que esta resina tan extraordinaria era capaz de detener el proceso de putrefacción y permitía momificar los cadáveres o embalsamarlos durante el tiempo que fuera necesario. Gracias al própolis se podían emplear varios o días e incluso semanas en preparar adecuadamente el cuerpo de los difuntos sin que aparecieran signos de putrefacción.

También fue utilizado por el célebre Aristóteles, quien lo empleaba como remedio para las torceduras y contusiones graves, mientras que Plinio lo empleaba no solamente en las úlceras cutáneas sino también para algunas enfermedades del sistema nervioso.

Una vez que se analizaron las propiedades del própolis dentro de las colmenas se comprendió que sus aplicaciones beneficiosas en el hombre podían ser muy amplias y así, en Rusia descubrieron que tenía también propiedades contra el bacilo de la tuberculosis, que era eficaz contra el hongo Cándida Albicans, e incluso que podía neutralizar las toxinas producidas por el tétanos o las mordeduras de los perros rabiosos.

Más tarde, en el año 1960, los científicos deciden dar un nuevo

impulso a las investigaciones y un investigador francés de nombre Lavie demuestra las propiedades antibacterianas de este producto extraído de las abejas, insistiendo además en su efecto contra los hongos.
En esos mismos años el director del Centro de Investigación Biótica, el Dr. Mitja Vosnjak, entusiasta de esta sustancia, insistió en que el própolis era el primer agente antibacteriano no tóxico y las pruebas que realizó demostraron que era eficaz contra el virus de la gripe.

Composición

Como todo producto natural, su composición en principios activos es muy variada y es difícil asegurar cuál en verdad es el más efectivo de todos ellos, aunque lo más seguro es que sea la suma de todos lo que le da su eficacia e inocuidad.
Posee hasta un 55% de resinas y bálsamos, un 25% de ceras, un 10% de aceites volátiles, un 5% de polen y otro 5% restante de diversos componentes.

Esta es la fórmula detallada:
Ácidos orgánicos (benzoico y gállico).
Ácidos aromáticos no saturados (cafeico, cinámico, p-cumárico, isofenílico y fenilico).
Esencias aromáticas (vainillina e isovainillina).
Flavonoides, flavonas, flavonoles (quercetina, butelenol, rhamnacina, ermanina), flavononas (pinoccembrina, pinostrobina, sakuranetina).
Minerales como el aluminio, plata, bario, boro, cromo, cobalto, cobre, fósforo, sílice, estaño, hierro, magnesio, manganeso, molibdeno, níquel, plomo, selenio, estroncio, titanio, vanadio y zinc.

Respecto a las vitaminas encontramos la A como provitamina, la niacina, la B-1 y el ácido nicotínico.
También aparecen taninos, cumarinas y terpenos.

Propiedades

Estas son las acciones y propiedades más reconocidas por la mayoría de los profesionales que lo utilizan:

Acción antibacteriana
Si tenemos en cuenta que la principal misión del própolis en las colmenas en preservar a las abejas de infecciones, al mismo tiempo que evita la putrefacción de alimentos y cadáveres, es lógico pensar que su acción contra elementos patógenos debe ser muy intensa.
Las investigaciones en este campo son muy amplias y en ellas se demostró:
Acción bactericida y bacteriostática sobre los bacilos Proteus vulgaris, salmonellas y bacillus subtilis, debida a la presencia del ácido benzoico y cinámico.
Actividad antibacteriana contra el Bacillus alvei y Bacillus prodigiosus.
Efectividad mayor en los extractos alcohólicos sobre los acuosos.
Actividad contra Shigella sonnei, Shigella dysenteriae, Salmonella Chloleraesuis, Salmonella Typhi y Streptococcus faecalis.
Efecto bacteriostático contra Gram positivos y Gram negativos, especialmente Staphylococcus albus, Staphilococcus aureus, Streptococcus haemolyticus, Bacterium paracoli, Salmonella typhi, Bacterium coli communae.
Efecto antibiótico de interés sobre el Mycobacterium TBC.

Efectividad contra Micrococcus lysodeicticus, Sarcina lutea, Corynebacterium equi.
Acción lenta pero eficaz contra hongos como Aspergillus ochraceus, correspondiente a 25 unidades de fungicidina.
No se conocen resistencias bacterianas al própolis, ni resistencias cruzadas o interacciones con los antibióticos.
No afecta a la flora intestinal saprofita.
No deprime el sistema inmunitario.
Gran efectividad en infecciones purulentas, especialmente las producidas por estafilococos.
Tiene una importante acción aglutinante en el tratamiento de las heridas y favorece la formación del colágeno restaurador.

Acción contra parásitos
Los parásitos que con más frecuencia afectan al hombre son los que anidan en los órganos genitales (vagina, pubis, escroto) y los intestinales. En ellos las experiencias dieron las siguientes conclusiones:
Eficacia intensa precisamente en los parásitos resistentes a la terapia convencional.
Eficacia tanto en los que anidan en el hombre como en los animales.
Especial efectividad contra: Enterobius vermicularis, Trichocephalus dispar, Lamblia intestinalis, Ascaris lumbricoides y Trichomonas vaginalis.
La efectividad es igual tanto por vía interna como tópica.

Acción sobre el sistema inmunitario
Si importante es la acción del própolis sobre las bacterias, el hecho de que también tenga un efecto muy positivo sobre el sistema inmunitario le hace doblemente interesante. Hasta ahora no se conocen entre los antibióticos químicos obtenidos por

síntesis, ninguno que sea capaz de fortalecer el sistema defensivo y tener efecto antibacteriano. Es más, lo que suele ocurrir es que en la medida en que un antibiótico es eficaz contra las bacterias, aumentan su efecto depresor sobre las células del sistema inmunitario. Por ello es frecuente que los médicos no puedan curar con dosis altas de antibióticos infecciones graves, ya que ello supondría la anulación del sistema defensivo del paciente.

Estas son las conclusiones sobre la actividad del própolis sobre el sistema inmunitario:

Uno de los mejores índices de la respuesta inmunológica del organismo es la reacción plasmocitaria y los experimentos han demostrado que el extracto de própolis estimula esta reacción y con ella la formación de anticuerpos en los órganos linfáticos, tanto regionales como periféricos.

Es probable que estimule la actividad de los macrófagos, factor que contribuye a la desaparición de las bacterias del lugar de la infección.

Asociándolo con antitoxinas específicas se potencia la formación de anticuerpos (específicos y no específicos), la acción fagocitaria y el contenido de gammaglobulinas.

La absorción, asimilación y disponibilidad del própolis es muy alta, comprobándose que es fagocitado rápidamente, que produce un equilibrio en los monocitos y un aumento los linfocitos T3.

Sabemos casi con seguridad que estimula la fagocitosis y con ello la desaparición de los microorganismos patógenos. Después de un tratamiento, preventivo o curativo quedan reforzadas las defensas naturales para un tiempo prolongado.

Acción antitumoral

Parece lógico aceptar que puesto que el própolis demuestra una

gran actividad antibacteriana, antivírica y antiparasitaria, también pueda poseer alguna acción antitumoral, especialmente por su efecto sobre el sistema defensivo. Estas son las acciones demostradas:
El contenido en flavonoides parece ser el principio activo para lograr la regresión de los tumores.
Asociado con sales orgánicas de magnesio se lograban potenciar sus efectos beneficiosos.
Las hidroxiflavonas limitan las metástasis tumorales.
El própolis absorbido por vía oral se difunde fácilmente por todo el organismo y se concentra granularmente en las paredes de los vasos sanguíneos, hígado, pulmón, riñón y estómago.
En los tumores inducidos en ratas con productos químicos impide su desarrollo al bloquear la enzima arlhidroxihidrolasa.
También actúa sobre las lipoproteínas de la membrana celular.
La capacidad antioxidante que posee también puede ser utilizada como preventivo del cáncer.

Shiitake

El hongo Shiitake ha sido cultivado desde hace siglos en las regiones montañosas de Asia (especialmente en China, Japón y Corea), aunque hoy en día, con técnicas modernas, se cultiva en muchos países.

Propiedades

La ventaja con el Shiitake es que ha sido uno de los alimentos mejor y más estudiado y por ello se ha comprobado sus múltiples propiedades, entre ellas:

Efecto fortalecedor del sistema inmunológico, siendo de gran ayuda en problemas víricos y bacterianos ya que estimula nuestra producción de interferón, linfocitos T y macrófagos.
Aliado en casos de cáncer y tumores ya que por un lado tiene un efecto antioxidante (contiene Lentinan, Betaglucano, la enzima Super Óxido Dismutasa, vitaminas A, C, E y Selenio) y por otro, fortalece el sistema inmunológico.
En enfermedades cardiovasculares ya que favorece el control de la hipertensión, reduce el colesterol y disminuye la viscosidad de la sangre. Esto es posible gracias a que contiene la Eritadenina y a un tipo de fibra llamada Chitin.
Favorece la digestión ya que tiene muchos enzimas, especialmente la pepsina y tripsina.
Alimento antienvejecimiento ya que por un lado contiene antioxidantes y por otro favorece niveles adecuados de la hormona del crecimiento.
El Shiitake contiene ergosterol que es un nutriente que se convierte en vitamina D cuando nos da el sol. Muy importante para asimilar el Calcio y fósforo adecuadamente.
Su aporte de ácido Linoléico ayuda a fabricar diferentes tipos de prostaglandinas.

Algas

Sin que constituyan un elemento anticancerígeno de importancia, lo cierto es que una alimentación basada en ellas suele mejorar la calidad de vida y prolongar la supervivencia.
Las algas abundan más que los vegetales terrestres, no requieren cuidados, ni siembra, ni condiciones especiales, y aunque su sabor todavía no ha alcanzado el de las verduras, quizá sea porque no existen recetas adecuadas. Algunos pueblos costeros poseen una legendaria tradición en el consumo de ciertas algas y

debemos recordar en este sentido al Japón, los cuales han conseguido que se consuman ya de manera cotidiana en la mayor parte del mundo, aunque solamente como plato exótico o condimento saborizante. En otras regiones mediterráneas, Tarragona o Menorca, se suelen preparar algunos platos a base de algas como la Letuza que parece que tienen alguna aceptación popular, lo mismo que ocurre en Alemania con la variedad Algenbrot.

Alga agar-agar

Esta peculiar alga, blanca y transparente, la vemos comúnmente en los platos chinos y se obtiene directamente de una especie denominada Gelidium, aunque anteriormente era una mezcla depurada de diferentes algas. Su principal componente son las galactomananas.

Es una especie de poco sabor y por ello es de las más apreciadas, ya que puede ser empleada como una gelatina de mar y dar así un toque diferente a las ensaladas y salsas. Su sabor tan suave no la quita mérito como nutriente ya que posee la siguiente composición:

Se puede comer en cruda en ensalada, previamente remojada en agua durante 30 minutos y escurrida.

Es un tratamiento tradicional complementario en dietas contra la obesidad, no aporta apenas calorías, produce una gran sensación de saciedad, mejora el estreñimiento, tiene un buen efecto reconstituyente y antirraquítico y favorece la asimilación de los alimentos.

Algas kombu

Conocidas también como Laminarias, es un alga que se

encuentra en aguas frías de Inglaterra y Japón, de color verde oscuro y suele estar formada por talos de hasta 5 cm. de ancho y casi dos metros de largo. Se emplea abundantemente en la cocina china por su contenido en mucílagos espesantes y por su riqueza en glutamato monosódico, el controvertido componente habitual de los platos chinos, esencial para darle el peculiar sabor. Sin embargo, los detractores dicen que es el causante de las habituales jaquecas que causa este tipo de comida, por otro lado, sabrosa y muy digestiva.
Se emplea también en pastillas, infusiones y como condimento para dietas de adelgazamiento, aunque su principal efecto es para quitar el apetito ya que los mucílagos que contiene se hinchan en el estómago y neutralizan el hambre.
Son adecuadas en dietas vegetarianas por su gran contenido en aminoácidos esenciales y minerales, en aerofagias, estreñimiento y alimentación sana.

Alga chorella

De todos los alimentos que conocemos son muy pocos los que alcanzan el nivel benefactor que nos aporta el alga esmeralda, la cual es conocida por tres funciones esenciales: por la capacidad de rejuvenecimiento, por ser un eficaz desintoxicante y por su alto contenido en ácidos nucleicos.
A este alimento se le conoce también por el nombre de Chlorella, alga que tiene unos dos millones de años de existencia. Su aspecto solamente lo podríamos ver contemplándola a través del microscopio, ya que su estructura corporal está formada por una única célula. Esta característica unicelular no impide que posea una gran eficacia en la mejora de numerosas enfermedades y que sea al mismo tiempo un nutriente casi completo.

Los científicos han encontrado en ella cuatro factores importantes a destacar en la salud: la abundancia de clorofila, la naturaleza particular de sus membranas celulares, la riqueza en betacaroteno y la alta concentración en ácidos nucleicos que componen lo que se ha dado en llamar "el factor de crecimiento" de la chlorella.

Debido a su alta calidad en proteínas, fibra y clorofila, esta alga se ha convertido en un alimento que tienen el poder de estimular el sistema inmunológico, de mejorar el proceso digestivo y de eliminación, de intensificar el crecimiento y reparación de los tejidos y acelerar el proceso de curación. En definitiva, un alimento único que ayuda a promover una vida más sana y duradera.

La chlorella, por su contenido en clorofila, estimula el crecimiento, el metabolismo y la circulación. También favorece la formación de los glóbulos rojos, así como la absorción y utilización de los nutrientes. La clorofila fortalece la garganta y el sistema respiratorio, siendo muy útil en la sinusitis, las encías sangrantes y la cicatrización de heridas y quemaduras. Además, este componente se administra habitualmente en casos de pancreatitis crónica, actúa como desodorante ante el mal aliento corporal y como reductor de los gases intestinales.

Se emplea igualmente contra el estreñimiento y para proteger a los animales de laboratorio contra las radiaciones.

La chlorella es utilizada para reducir el azúcar en sangre, mejorando la diabetes tipo 2. Por otra parte, el material contenido en la membrana celular de esta planta tiene un efecto estupendo en nuestros intestinos, pues mejora su funcionamiento, estimula el crecimiento de la flora intestinal y desintoxica al organismo de contaminantes.

Mejora en gran medida el peristaltismo intestinal, aumentando las contracciones que mueven el alimento y después moviliza los excrementos hasta su llegada a la bolsa fecal. Esta acción favorece la prevención y curación del estreñimiento, evitando que las toxinas de los excrementos sean reabsorbidas por la corriente sanguínea.

La capacidad para estimular el crecimiento de bacterias benignas, para desintoxicar los productos químicos que hayamos podido ingerir y la destrucción de las bacterias patógenas, cualifica a la chlorella como un suplemento alimenticio para personas que sufran infecciones de repetición. Al mismo tiempo que ejerce esta función de desintoxicación fortalece el hígado, principal órgano desintoxicante del cuerpo, favorece el cutis como consecuencia directa de lo anterior, y se emplea en verrugas, acné y alergias cutáneas.

La ventaja más importante para la utilización de la chlorella es limpiar y desintoxicar el organismo, así como el hecho de potenciar las defensas orgánicas, ya que serán estas a fin de cuentas las que ataquen a las bacterias y movilicen el sistema inmunológico. Esta función se debe a la capacidad de la membrana celular de estimular la producción de Interferón, una forma esencial de defensa orgánica que promueve la producción de macrófagos.

También tiene propiedades como hipotensora, para impedir la excesiva agregabilidad plaquetaria en casos de riesgos de trombosis y para mantener la elasticidad de los vasos sanguíneos. Sabemos que personas que tenían una elevada concentración de grasa en la sangre han visto disminuir estos niveles en solo tres meses de ingerir suplementos de chlorella.

También parece comprobado que con dosis altas de chlorella -2 gramos diarios - se mejoran las úlceras duodenales y las gastritis y en tan solo una o dos semanas de tratamiento los pacientes respondían mejor que cuando tomaban los antiácidos convencionales.

Algas fucus

Conocida también como Encina de mar, es el alga más abundante en nuestras costas. De color pardo, pertenece a la familia de las Feofíceas y se encuentra en la zona norte donde hay grandes mareas. Se acumula en grandes cantidades en el fondo y son recolectadas mediante barcas adecuadas que tienen dispositivos para cortarlas allí mismo antes de subirlas a bordo.
Al igual que la mayoría de las algas marinas su contenido en ácido algínico hace que se hinche en el estómago y produzca una gran sensación de saciedad, lo que contribuye a eliminar el apetito excesivo.
Su contenido en yodo hace que también sea muy útil para casos de obesidad, hipotiroidismo y bocio, traduciéndose en un aumento significativo del metabolismo y por tanto en una mejor combustión de las grasas. El aumento de la glucemia en sangre que provoca su ingestión hace que no sintamos esa sensación de hambre y podamos controlar fácilmente el apetito.

Alga espirulina

Planta unicelular minúscula que crece en aguas saladas y alcalinas, se cree que tiene ya tres millones de años, siendo anterior su existencia incluso a la de los insectos. Su observación requiere un microscopio de mediano tamaño, apenas tiene un milímetro de longitud, pero es capaz de acumular más proteínas por milímetro cuadrado que la carne o el pescado.
Nos encontramos con uno de los alimentos más completos que existen a nuestra disposición. Su proporción de proteínas es superior al pescado, la carne, el huevo y la levadura de cerveza,

mientras que su contenido en vitamina B-12 es el doble que el hígado de ternera, la fuente más reconocida actualmente. La propiedad de poder fijar sin problemas el nitrógeno del aire hace que además sea una especie vegetal que no requiere cuidados especiales ni abonos, a lo que hay que añadir que es capaz de crecer en lagos salados incompatibles con la vida de las demás especies.

Básicamente la espirulina saltó a la popularidad por su efecto adelgazante, aunque mejor habría que definirlo como anorexígeno, ya que es capaz de disminuir el apetito excesivo.
Como energético es muy adecuada para los atletas, ya que a su gran poder hay que unir la facultad de que no les hará ganar peso extra, aunque sí mejorarán su desarrollo muscular. Aquellas personas que deseen ganancias musculares deberán tomarla media hora antes de hacer ejercicio y los que solamente quieran un aporte extra de nutrientes lo harán al terminar. Su tolerancia gástrica es extraordinaria.

En los deportes aeróbicos mejora la resistencia al ejercicio, elimina los calambres, ayuda a la eliminación del dióxido de carbono, y evitan la formación de ácidos láctico y pirúvico.
Es muy adecuada en personas ancianas con poco desarrollo muscular o mal nutridas.

Mejora la fertilidad.
Evita la caída prematura del cabello y su fragilidad.
Ayuda a la corrección del raquitismo, la hipocalcemia y la osteoporosis de la menopausia.
Mejora la coagulación sanguínea.
Ayuda a eliminar los metales pesados de la contaminación.

Lactobacillus/Bifidobacillus

Lactobacilo, Lactobacillus o bacteria del ácido, es un género de bacterias Gram-positivas anaerobias, denominadas así debido a que la mayoría de sus miembros convierten la lactosa y otros monosacáridos en ácido láctico. Normalmente habitan en el cuerpo humano y en el de otros animales, por ejemplo, están presentes en el tracto intestinal y en la vagina.
Desde hace muchos de años se sabe la importancia que tienen los bacilos intestinales en la digestión y el mantenimiento de una flora intestinal en buen estado y libre de putrefacciones. El Yogur y el Kéfir, entre otros, basan su gran difusión mundial gracias a que contienen en gran cantidad estos bacilos. Sin embargo hay un elemento, el ácido dextrógiro, que es el mayor responsable de crear el medio adecuado para que estas bacterias intestinales puedan realizar su labor fermentativa. Mediante este ácido las bacterias consiguen una gran velocidad en su crecimiento y pueden conseguir que la digestión se realice correctamente.

Aún así, es posible que tomar estas bacterias anaerobias procedentes del exterior ocasione problemas en la propia flora saprofita del intestino, pues compiten por los nutrientes y el espacio. El sistema inmune podría quedar afectado.

Los grupos de bacilos mejor estudiados son:

Lactobacillus acidophillus

Los lactobacillus acidophillus fermentan la glucosa y producen ácido láctico que favorece su desarrollo e impide simultáneamente el crecimiento de otras bacterias no útiles que

suelen ser las responsables de putrefacciones y sustancias tóxicas. En el mercado encontramos la leche fermentada LCI que lo contiene.
Con una presencia de lactobacilos adecuada se logran estas funciones tan esenciales:

Actuación en el metabolismo de los carbohidratos, proteínas y grasas, favoreciendo su degradación en sustancias asimilables.
Mejor digestión de la fibra presente en los alimentos hasta el punto de que se puede llegar a utilizar como elemento energético.
Mayor facilidad para sintetizar vitaminas hidrosolubles, en especial la totalidad del complejo B y la vitamina liposoluble K.
Es esencial para la maduración de la hemoglobina por su acción sobre la formación de vitamina B-12 y ácido fólico.
Disminuye el pH intestinal y con ello favorece la asimilación del calcio.
Evita la formación de bacterias patógenas y con ello las infecciones intestinales y las diarreas. Ello se logra gracias a la producción de sustancias como colicinas, microcinas y bacteriocinas.
Controla los niveles elevados de colesterol y elimina el ácido úrico.
Evita la proliferación de hongos como el Cándida albicans.
Estimula el sistema inmunitario.
Controla las alergias y la liberación de la histamina.
Evita la formación de úlceras gastroduodenales.
Contribuye a mantener un peristaltismo intestinal correcto.
Evita la formación de gases intestinal y putrefacciones que dan lugar a mal aliento.

Bifidobacterium bifidum

Estos bacilos poseen una buena capacidad como antagonistas de las posibles bacterias patógenas intestinales, quizá por su capacidad para producir ácido láctico, acético y diversas sustancias antibióticas menores. Por ello es posible que su acción enzimática sea capaz de eliminar sustancias tóxicas generadas dentro de nuestro organismo, como es el caso del amoníaco o las nitrosaminas.
Al igual que con el yogur clásico, se debe tomar cuando se ingieran antibióticos, en presencia de diarreas suaves y siempre que queramos favorecer la absorción de vitaminas.
Lo encontraremos bajo la denominación BIO.
Cada cucharita suele contener 350 millones de microorganismos vivos.

Lactobacillus plantarum y casei imunitass

Se suelen encontrar en mayor cantidad en el Kéfir y toleran pH muy bajos, generando una gran cantidad de ácido láctico. También existe en las leches fermentadas.

Streptococcus thermophilus y lactobacillus bulgaricus

Favorecen el crecimiento de otros lactobacilus y por ello potencian la acción antimicrobiana. Por su contenido en lactasa favorecen la digestión de la leche, por lo que son útiles en casos de pequeñas intolerancias.
Estos bacilos hidrolizan la lactosa que contiene el suero, la desdoblan en glucosa y galactosa, generando ácido láctico. Las proteínas solubles del suero láctico, como es el caso de las albúminas y globulinas, son gradual y parcialmente escindidas

en fracciones pépticas más pequeñas, degradándose finalmente en aminoácidos. Esto permite que todas las vitaminas hidrosolubles de la leche se conserven inalteradas en este suero láctico fermentado, así como las sales minerales que forman entre todos complejos hidrosolubles.
La acidificación de este medio líquido impide el desarrollo de bacterias patógenas y aporta por ello una serie de virtudes medicinales. El yogur normal contiene esta bacteria.

Aplicaciones generales

De una manera especial se recomienda tomar cualquier componente que contenga estos lactobacilus cuando se den algunas de estas patologías:

Diarreas y enterocolitis.
Ingestión de antibióticos y sulfamidas.
Cuando exista avitaminosis del grupo B o anemias.
Cuando se den dispepsias, gases intestinales y putrefacciones.
En las alergias alimentarias.
Como dieta única en caso de enfermedades febriles.
Como alimento en caso de obesidad. Tiene un bajo contenido calórico y contribuye a calmar el apetito desmesurado.
En casos de artrosis, osteoporosis y otras descalcificaciones.
En el estreñimiento crónico.
Para mejorar las funciones hepáticas.
En el acné y como depurativo.
En presencia de úlceras duodenales.
Como preventivo del cáncer de colon y para conseguir mayor longevidad.

Cuando se ingieran alimentos poco saludables o que sospechemos puedan estar contaminados por elementos químicos.
En casos de gota, arteriosclerosis y colesterol elevado.
En infecciones por hongos.
Para eliminar el mal olor corporal.
En el colon irritable.
En afecciones de piel como el eczema y la psoriasis.
En cistitis.
En el síndrome de malaabsorción.
Mejor absorción de la glucosa y galactosa.
Aumento en el contenido de aminoácidos libres, globulinas y lactoalbúminas.

Controversia
Sin embargo, personalmente recomiendo no tomar probióticos, pues pueden interferir en la propia flora intestinal saprofita, la que el cuerpo ha creado de forma simbiótica y que trabaja en unión al sistema inmune.
Cuando introducimos una especie distinta al cuerpo y lo hacemos de forma continuada, la flora bacteriana foránea desplaza a la autóctona, robando los nutrientes y el espacio. Esto crea un problema en el sistema inmune que entra en caos.
Por eso, recomiendo la toma continuada de **Prebióticos**, entre ellos:
Alcachofas, achicoria y banana: contienen inulina, un prebiótico natural.
Legumbres, patata y boniato: poseen rafinosa y estaquiosa.
Ajo, cebolla y puerro: poseen derivados de inulina y fructooligosacáridos.
Trigo, avena y cebada: poseen inulina.

CAPÍTULO 9

PLANTAS MEDICINALES DE ESPECIAL INTERÉS

Muchas son las hierbas que se han probado con más o menos éxito contra el cáncer y el fracaso o el éxito del tratamiento depende esencialmente de lo precoz que sea. Las plantas medicinales se pueden y se deberían utilizar junto con los medicamentos, consiguiendo así una mejor eficacia por la terapia conjunta.
La hierba por excelencia es el Muérdago, sobre todo su extracto, el cual se ha utilizado con éxito en numerosos países de habla hispana. En algunos hospitales se administra inyectada directamente en el mismo tumor, junto a los oligoelementos cobre-oro y plata, en tumores localizados.
Para reforzar el sistema inmunitario se aplicarán de manera sistemática el Própolis y la Equinácea. Especialmente importante es el empleo de las plantas Uña de gato y Anamu. La Consuelda se utilizará en los tumores superficiales de piel, así como la Celidonia, pero nunca se administrarán oralmente.

Otras plantas de reconocida acción anticancerosa son: Cola de caballo, Capuchina, Bolsa de pastor (sobre todo cuando coexistan hemorragias) y las esencias de Ciprés y Clavo. En los tumores de mama se ha demostrado como muy efectiva la aplicación local de la vellorita, o el aceite de Onagra.

El Hipericón es otra planta a tener en cuenta, pues su efecto antidepresivo ayudará, y en ocasiones sustancialmente, a mejorar la mayoría de las patologías tumorales. Esta extraordinaria hierba no solamente mejora el estado anímico del enfermo, sino que potencia el sistema inmunitario. La unión de los dos efectos podría suponer una ayuda para cualquier otro tratamiento, pues no hay que olvidar que somos cuerpo, alma y mente, y es inútil intentar curar el cuerpo si la mente no colabora.

Relación detalla de las plantas más eficaces:

ANAMU
Petiveria Alliacea

Usos medicinales:
Enfermedades víricas y tumorales. Acción bactericida contra gérmenes Gram-positivos y Gram-negativos. Se emplea en los procesos cancerosos, óseos, musculares, nerviosos y endocrinos afectados por bacterias patógenas o virus. Especialmente importante es su empleo en la artritis reumatoide y la hiperplasia endotelial.
Otros usos:
Como analgésico en artritis, en el Parkinson, los tics nerviosos y las parálisis.
La tradición le confiere utilidad como: analgésico, anthelmíntico (parásitos), antibacteriano, antipirético, antiespasmódico, antirreumático, diurético, emenagogo, sedante y sudorífico.
Toxicidad:
No administrar a embarazadas por el riesgo de aborto.

ARTEMISIA ANNUA
Ajenjo dulce, Quin Hao

Usos medicinales:

Cáncer
La investigación con Artemisia Annua para tratamiento del cáncer ha demostrado algunos resultados prometedores.
Los extractos han encontrado que llegan directamente a las células cancerosas objetivo y causa apoptosis (muerte de la célula), sin dañar las células sanas no afectadas por el cáncer, especialmente si se toman suplementos de hierro.
Este suplemento puede reducir más flujo de sangre a los tumores cancerosos y actúa como un antioxidante.

Malaria
El uso de la molécula extraída de esta planta –la artemisinina- en solitario, ha demostrado ser ineficaz al provocar resistencias del parasito de la Malaria, al ir desprovista de los cientos de otras sustancias que la planta conlleva en su forma integral. Los nuevos estudios confirman que las resistencias al parásito no se manifiestan empleando la planta entera.
También es importante disolverla en agua fría, no en infusión caliente.

Enfermedad de Pyme
Se cree que la bacteria que causa la enfermedad de Lyme afecta directamente a los linfocitos B, que son los responsables de producir anticuerpos y es posible que la artemisinina inhiba el calcio transportado al parásito.

Otras utilidades:

Es utilizado para tratar el calor húmedo y la fiebre, ayudando a regular y fortalecer el sistema inmune, incluso las enfermedades autoinmunes.
Mezclada con chitosan –proveniente de la cáscara de los crustáceos- se incrementa la tolerancia y la efectividad. También ayuda añadir suplementos de ácidos grasos esenciales y nutrientes liposolubles, como vitamina A, D, E y K, así como beber un mínimo de ocho vasos de agua al día.

La planta se emplea como tónico amargo, mejorar la digestión y la función hepática. Se cree que ayuda a aumentar la fertilidad dentro del útero, que posee efecto emenagogo, disminuye el sangrado en los ciclos menstruales prolongados y el dolor menstrual.
En la medicina tradicional, la artemisinina también se usa para tratar la fiebre del verano y las deficiencias de sangre. Se utiliza para tratar la inflamación de los vasos sanguíneos que a menudo resulta en erupciones purpúricas.

Contraindicaciones y efectos secundarios:

En algunos casos, la artemisinina ha causado dolor de estómago, náuseas, erupciones cutáneas y diarrea.
Los diabéticos, embarazadas o anémicos, no deben tomar artemisina. Incompatible con antivirales, antifúngicos o bloqueadores de los canales de calcio.
Este suplemento nunca se debe tomar con jugo de toronjil o melisa.
En algunos casos, las personas pueden experimentar una disminución en el azúcar en la sangre y la presión arterial.

EQUINÁCEA

Echinacea angustifolia

Usos medicinales:

Antibiótica y antitérmica. Es un excelente antibiótico natural que estimula, además, el sistema defensivo. Baja la fiebre, es antiinflamatorio y analgésico, pudiéndose emplear incluso en afecciones vírales. Estimula la producción de interferón, inhibe las enzimas hialuronidasas en las bacterias, aumenta la actividad de los fagocitos séricos y tisulares, acelera y refuerza los fibroblastos, y eleva los niveles de properdina, indicador de la respuesta del organismo ante una infección.

Externamente conserva las mismas propiedades en gargarismos, heridas infectadas, quemaduras y como cicatrizante. Puede producir sudor y un aumento de la saliva. Se puede emplear como preventivo de enfermedades infecciosas de invierno.
Es eficaz en la inflamación de los ganglios linfáticos, los abscesos, mastitis, fiebre puerperal, erisipela, úlceras varicosas.

Otros usos:

Se le ha encontrado sinergia con el tomillo. Parece que puede ayudar a aumentar la cantidad de glóbulos rojos en los pacientes con cáncer que están siendo radiados. Es eficaz en las picaduras de insectos. Se recomienda emplear la raíz fresca o sus flores.

Toxicidad:

No tiene toxicidad.

CARDO MARIANO

Silybum marianum

Partes utilizadas:

Se emplean las semillas.

Composición:
Silimarina, silibina, silibinina, histamina y flavonoides.

Usos medicinales:
Es el mejor hepatoprotector conocido, capaz de regenerar al hepatocito. Es eficaz también como colagogo, antitóxico, digestivo y aperitivo. Se emplea con éxito en la cirrosis, las insuficiencias biliares, las malas digestiones y como tónico hipertensor. Tiene acciones positivas en las hemorragias digestivas, nasales y vaginales. Alivia la gripe, la cistitis, las jaquecas, las alergias, y contribuye a eliminar cálculos renales y vesiculares. Es hipertensor.

Otros usos:
Su sinergia se da con el diente de león. Es eficaz para los mareos y vómitos en los viajes. Se le atribuyen buenos efectos como cardiotónico y en la insuficiencia venosa. Posee un efecto antioxidante 10 veces superior a la vitamina E, contribuyendo también a disminuir los niveles de colesterol. Actúa como antihemorrágico en la insuficiencia hepática.
Según la biotecnóloga Lucía Zhu que colaboró en una terapia experimental con cardo mariano, su aplicación duplicó la supervivencia media de los pacientes desahuciados con cáncer de pulmón avanzado y metástasis cerebrales.
El tratamiento llegó incluso a hacer desaparecer las metástasis hasta ser indetectables en tres casos.
Por su parte, el grupo Español de Cáncer de Pulmón, entidad formada por 450 especialistas, decidió investigar sobre la silibinina en el cáncer de pulmón para evitar la resistencia de algunos tumores a la quimioterapia.

HIPERICÓN

Hypericum perforatum

Usos medicinales:

Sedante, astringente y vulnerario. Es el mejor antidepresivo natural que existe, sin que tenga efecto excitante. Corrige la ansiedad, las taquicardias y las neurosis. Mejora las funciones biliares, las varices y las neuralgias.

Otros usos:

Externamente es un remedio natural contra las quemaduras, las heridas, contusiones y llagas. Con las flores se prepara un delicioso vino medicinal para combatir los decaimientos. Esta hierba también tiene cualidades antiespasmódicas (puede ser útil para tratar los espasmos gastrointestinales, el síndrome del colon irritable y el asma bronquial) y antimicrobianas (uno de sus componentes, la hipericina, es muy activo contra los virus del herpes simple, la gripe y la mononucleosis) y distintas bacterias patógenas (causantes de infecciones de la garganta y el oído, las vías urinarias y el aparato digestivo).

Toxicidad:

Su grado de toxicidad es bajo, aunque puede ser fotosensible. No tomar el sol cuando se emplea tanto por vía interna como externa.

MUÉRDAGO

Viscum album

Usos medicinales:

Hipotensor, espasmolítico y antitumoral. Es un remedio muy eficaz para todos los procesos tumorales, en especial los que se asientan en la cabeza. Algunos especialistas lo aplican in situ, mediante inyecciones, lo que permite emplear dosis más altas y disolver mejor los tumores localizados. También se emplea con eficacia en la hipertensión, la arteriosclerosis y los acúfenos.

Otros usos:
Tiene efectos antiepilépticos y diuréticos. Tiene sinergia con el olivo en la hipertensión.
Toxicidad:
Su grado de toxicidad es medio.

NONI
Morinda citrifolia

Usos medicinales:
Es analgésica, antiinflamatoria y adaptógena. Estimula la producción de células inmunitarias de la serie T y el crecimiento de los macrófagos, por lo que se considera un buen estimulante de las defensas. Modera la tensión arterial alta, disminuye la hiperviscosidad sanguínea, regula la producción de insulina pancreática y disminuye los niveles altos de colesterol.
Otros usos:
Antiguos manuscritos de curanderos cuentan que los Polinesios utilizaban el fruto del Noni como ingrediente principal en el tratamiento del asma, alergias, artritis, dolor de cabeza, dismenorreas, fatiga crónica, tos, y fracturas.

TÉ VERDE
Camelia sinnensis

Usos medicinales:
Posee propiedades antioxidantes, anticancerígenas, antiinflamatorias, termogénicas, probióticas y antimicrobianas.

Se emplea en la distrofia muscular, las cardiopatías, y para frenar el desarrollo de los tumores en general al inhibir la acción de la uroquinasa.

Toxicidad:

Las propias de la cafeína.

TÉ NEGRO

Thea sinensis

Usos medicinales:

Posee propiedades estimulantes del sistema nervioso central y cardiorespiratorio, mejora la respiración y la actividad cerebral, y potencia la acción de analgésicos como aspirina y fenacetina. Los polifenoles le confieren acciones como relajante de la musculatura lisa, sobre todo la bronquial, diurética y vasodilatadora periférica.

Otros usos:

Diarreas, cáncer en general, potenciador del sistema inmunitario, antiateromatoso, venotónico, bronquitis, asma.

Toxicidad:

Contraindicado en caso de alteraciones del ritmo cardiaco (taquicardia), embarazadas y madres lactantes y en úlceras de estómago. A grandes dosis puede producir nerviosismo e insomnio.

TÉ BLANCO

Usos medicinales:

Antioxidante y aumenta las defensas del organismo. Su consumo continuado disminuye el riesgo de padecer enfermedades cardiovasculares y cáncer. Baja los niveles de colesterol en la sangre, especialmente la lipoproteína de baja densidad (LDL), protege contra las caries, ayuda a combatir la fatiga, estimula la memoria y fortalece los capilares.

TOMILLO
Thymus vulgaris

Usos medicinales:
Es el mejor antibiótico natural disponible. Es estimulante, balsámico y carminativo. Eficaz en infecciones de vías respiratorias, especialmente amigdalitis, enfisema, bronquitis y tos irritativa. Insuficiencia biliar, digestiones lentas, gases intestinales, parásitos y falta de apetito. Estimulante nervioso y cerebral, cansancio. Externamente para curar infecciones de piel, vaginitis, estomatitis y contra la caída del cabello.
Otros usos:
Es el antibiótico de elección en la homeopatía, reforzando incluso el sistema inmunitario e impidiendo las recidivas.
Toxicidad:
No tiene toxicidad.

UÑA DE GATO
Uncaria tomentosa

Usos medicinales:
Inflamaciones en general, artritis reumatoide, cistitis, úlceras gástricas. Infecciones víricas, enfermedades autoinmunes. Se le reconocen, especialmente, importantes acciones sobre el sistema inmunitario y en el aumento de los leucocitos. Los últimos estudios demuestran efectos benéficos en la mitosis celular y retrasa o impide la implantación de células tumorales.

Otros usos:
Cáncer, especialmente en presencia o riesgo de metástasis. Herpes, envejecimiento. Se le han encontrado efectos intensos en la mejora del Alzheimer, especialmente unida al Ginkgo Biloba y al Romero.
Toxicidad:
Puede ocasionar trastornos digestivos a largo plazo. No emplear durante el embarazo o la lactancia por la presencia de alcaloides.

VINCAPERVINCA
Vinca minor

Usos medicinales:
Vasodilatador cerebral, hipotensora y protector vascular, en especial para los problemas de circulación cerebral, mejorando incluso la función de los pequeños vasos sanguíneos. Hipertensión moderada, arteriosclerosis, acúfenos, vértigos y fragilidad capilar. Tiene sinergia con el Ginkgo Biloba y el Espino blanco. Se le han encontrado notorios efectos antitumorales inespecíficos.
Otros usos:
Estimula la menstruación.
Toxicidad:
Su grado toxicidad es bajo.

CAPÍTULO 10

ANTIOXIDANTES

Se definen como antioxidantes a aquellas sustancias que presentes a bajas concentraciones respecto a las de un sustrato oxidable (biomoléculas), retardan o previenen su oxidación. El antioxidante, al chocar con el radical libre cede un electrón, se oxida y se transforma en un radical libre débil no tóxico.

Afortunadamente en estos últimos años se ha investigado científicamente el papel que juegan los antioxidantes en las patologías cardiovasculares, en numerosos tipos de cáncer, en el Sida e incluso otras directamente asociadas con el proceso de envejecimiento, como las cataratas o las alteraciones del sistema nervioso. Los estudios se centran principalmente en la vitamina C, vitamina E, beta-carotenos, flavonoides, selenio y zinc. La relación entre estos antioxidantes y las enfermedades cardiovasculares y, probablemente, las cerebrovasculares, está hoy suficientemente demostrada. Se sabe que la modificación del "colesterol malo" (LDL-c) desempeña un papel fundamental tanto en la iniciación como en el desarrollo de la arteriosclerosis (engrosamiento y dureza anormal de las cubiertas internas de los vasos sanguíneos debido a un depósito de material graso, que impide o dificulta el paso de la sangre). Los antioxidantes pueden bloquear los radicales libres que modifican el colesterol malo, reduciendo así el riesgo cardiovascular. Por otro lado, los bajos niveles de antioxidantes pueden constituir un factor de riesgo para ciertos tipos de cáncer.

Se ha demostrado que el organismo posee un número de mecanismos a través de los cuales produce y a la vez limita, la producción de especies reactivas de oxígeno. La defensa antioxidante protege a los tejidos del daño oxidativo a través de enzimas como la superóxido dismutasa, la glutatión peroxidasa, la glutatión reductasa y la catalasa. Un exceso de radicales libres suele iniciar el daño de la pared vascular y en este proceso se encuentra implicado el colesterol de LDL. Se ha demostrado una disminución en la incidencia de enfermedades cardiovasculares con suplementos individuales de antioxidantes.

Todo ello nos lleva a afirmar que los radicales libres son protagonistas de numerosas enfermedades que provocan reacciones en cadena; estas reacciones sólo son eliminadas por la acción de otras moléculas que se oponen a este proceso tóxico en el organismo, los llamados sistemas antioxidantes defensivos. Un primer grupo trabaja sobre la cadena del radical inhibiendo los mecanismos de activación, un segundo grupo neutraliza la acción de los radicales libres ya formados, por tanto detiene la cadena de propagación. En este grupo pueden encontrarse enzimas como las anteriormente citadas, que producen peroxidasas particularmente importantes, como la glutatión peroxidasa. Las enzimas utilizan en su mayoría elementos trazas como cofactores para sus reacciones. Muchas de estas moléculas las podemos encontrar en la fase lipídica, otras por el contrario son lipofóbicas.

En cuanto a su eficacia en las afecciones cancerosas, indudablemente trabajan mejor en la prevención que en la curación, pero en caso de tumores benignos la eficacia es incuestionable, haciéndoles regresar poco a poco. Afortunadamente también pueden detener o impedir parcialmente la evolución de una metástasis, pues evitan que se formen radicales libres que anulan las defensas orgánicas, impidiendo que el propio tumor encuentre con facilidad elementos que le sustenten nutricionalmente. Además, y puesto que los antioxidantes impiden la oxidación (un medio en el cual se mueven las células cancerosas), el terreno se vuelve inhóspito y en su migración pueden ser destruidas por las defensas orgánicas. La conclusión a ello es que siempre hay que administrar, conjuntamente, antioxidantes y reforzadores del sistema inmunitario, nunca depresores, tal y como se hace con la quimioterapia y las radiaciones.

Para un mejor entendimiento, los antioxidantes se clasifican en primarios, secundarios y terciarios, en dependencia de su función. En el primer grupo, los enzimáticos, se encuentran fermentos que protegen al organismo contra la formación de nuevos radicales libres, entre los que se encuentran:

Superóxido dismutasa (SOD) que transforma el oxígeno en peróxido de hidrógeno.
Glutatión peroxidasa (GPX) que convierte el peróxido de hidrógeno y los peróxidos lipídicos en moléculas inofensivas antes de que puedan formar radicales libres.
Catalasas
Proteínas de unión a metales (GR) que frenan la disponibilidad del Fe, necesario para la formación del radical OH.

En el segundo grupo de antioxidantes, los secundarios no enzimáticos, hay 2 subgrupos:

Antioxidantes hidrofílicos: entre los que se encuentran la vitamina C, ácido úrico, bilirrubina y albúmina.
Antioxidantes lipofílicos: entre los que se encuentran la vitamina E (alfatocoferol), vitamina A y los ácidos grasos poliinsaturados.
Terpenos: B-carotenos (carotenoides) y las ubiquinonas.

Minerales: Selenio, Cobre, Hierro, Zinc, Magnesio, Manganeso.
Protectores de la membrana celular: Flavonoides.

Dentro de los antioxidantes terciarios, encargados de reparar biomoléculas dañadas por los radicales libres, se incluyen:

Las ***proteasas*** reparadoras de ADN
La ***L-Cisteína***
La ***metionina sulfóxido reductasa***

Los antioxidantes que se encuentran naturalmente en el organismo y en ciertos alimentos pueden bloquear parte del daño ocasionado por los radicales libres, entregando electrones que estabilizan y neutralizan los efectos dañinos de los radicales libres. Son sustancias que tienen la capacidad de inhibir la oxidación causada por los radicales libres, actuando algunos a nivel intracelular y otros en la membrana de las células, siempre en conjunto para proteger a los diferentes órganos y sistemas.
Pueden ser mecanismos enzimáticos, llamados antioxidantes endógenos -que incluyen a las enzimas superóxidodismutasa, catalasa, glutatión peroxidasa, glutatión y la coenzima Q-10, o los antioxidantes exógenos, que ingresan al organismo por la vía de los alimentos. Cuando llegan a las células, se depositan en sus membranas y las protegen de la lipoperoxidación. Tal es el caso de las vitaminas E y C, y del caroteno o vitamina A. A diferencia de los antioxidantes enzimáticos, estos otros reaccionan con los radicales libres y modifican su estructura, es decir, los capturan o neutralizan, y se oxidan en el proceso. Finalmente, algunos metales, como selenio, cobre, zinc y magnesio, que en ocasiones forman parte de la estructura

molecular de las enzimas antioxidantes, también son fundamentales en este mecanismo de protección celular.
En el plasma sanguíneo encontramos antioxidantes naturales -proteínas- como la trasferrina, lactoferrina, ceruloplamina y albúmina. Otros antioxidantes encontrados en el plasma sanguíneo o suero son la bilirrubina, ácido úrico, vitamina C, vitamina E, beta caroteno, melatonina, flavonoides y estrógenos. Los minerales selenio y zinc también juegan un papel importante en el organismo como antioxidantes.
Los flavonoides son compuestos polifenólicos encontrados en frutas y vegetales, que son excelentes antioxidantes. Comúnmente se encuentran también en el té, principalmente té verde, en el vino y en las frutas que fueron cosechadas hasta su maduración, donde aparecen gran cantidad de flavonoides, carotenoides, licopenes, todos con una potente acción antioxidante.

Clasificación de los antioxidantes:

Exógenos	**Endógenos**	**Cofactores**
Vitamina E	Glutatión	Cobre
Vitamina C	Coenzima Q-10	Zinc
Betacaroteno	Ácido tióctico	Manganeso
Flavonoides	Enzimas: Superóxido dismutasa (SOD) Catalasa Glutatión peroxidasa	Hierro
Licopeno		Selenio

Un nutriente tiene propiedades antioxidantes cuando es capaz de neutralizar la acción oxidante de la molécula inestable de un radical libre, sin perder su propia estabilidad electroquímica. El organismo está luchando contra radicales libres en cada momento del día, pero el problema se produce cuando tiene que tolerar de forma continuada un exceso de radicales libres. El exceso es producido sobre todo por contaminantes externos que entran a nuestro cuerpo. La contaminación atmosférica, el humo del tabaco, los herbicidas, pesticidas o ciertas grasas, son algunos ejemplos de elementos que generan radicales libres que ingerimos o inhalamos. Este exceso no puede ya ser eliminado por el cuerpo y, en su labor de captación de electrones, los radicales libres dañan las membranas de nuestras células, llegando finalmente a destruir y mutar su información genética, facilitando así el camino para que se desarrollen diversos tipos de enfermedades. La acción de los radicales libres está ligada al cáncer así como al daño causado en las arterias por el colesterol "oxidado", lo que relaciona directamente estas moléculas con las enfermedades cardiovasculares.

La defensa antioxidante, enzimática y no enzimática, protege al organismo contra el daño oxidativo, pero no con el 100 % de eficiencia. Los antioxidantes no enzimáticos son frecuentemente añadidos a los alimentos para prevenir la peroxidación lipídica que se asocia a numerosas patologías y a estados de estrés oxidativo.

La cardiopatía isquémica y el infarto agudo del miocardio, son la expresión de un proceso que comienza con un exceso de radicales libres, los cuales inician el proceso aterosclerótico por daño en la pared vascular, provocando la penetración al espacio subendotelial de las lipoproteínas de baja densidad (LDL) y por ende a la placa aterosclerótica.

Estudios epidemiológicos han mostrado una disminución de la incidencia de enfermedades cardiovasculares en personas que toman suplementos antioxidantes, especialmente de vitaminas

C, E y Beta caroteno. Otros estudios han revelado que la incidencia de enfermedades coronarias es inversamente proporcional al consumo de estas mismas vitaminas.

En estudios realizados sobre el efecto de la peroxidación lipídica y el estado antioxidante en la arterosclerosis, se encontró que bajos niveles de antioxidantes y la peroxidación lipídica están involucrados en las fases tempranas del proceso aterosclerótico.

El estrés oxidativo resultante de un desbalance antioxidante-prooxidante, parece ser crucial en el desarrollo de un ateroma. La glutatión peroxidasa, relacionada con la defensa antioxidante, juega una función clave en la protección tisular. En estudios realizados en placas ateroscleróticas carotídeas y en arterias mamarias internas normales de 13 pacientes bajo cirugía de bypass arterio-coronario, se midieron las actividades de la glutatión peroxidasa dependiente del selenio, encontrándose un pico de antioxidante enzimático relacionado con la glutatión peroxidasa presente en las lesiones ateroscleróticas humanas. Este dato sugiere que cuando existe un desbalance antioxidante-prooxidante en la pared vascular, pudiera desarrollarse un ateroma.

Se debe destacar la función del selenio como elemento esencial y cofactor para la actividad de la glutatión peroxidasa, donde sus deficiencias pudieran inducir modificaciones del estado oxidativo celular y a la aparición de enfermedades. En otros estudios se han encontrado niveles bajos de selenio en suero y sangre total de pacientes con infarto agudo del miocardio.

En otros informes, se estudiaron pacientes a los que se les suministró selenio como tratamiento adicional y se comparó con otro grupo que se tomó de control sin la suplementación adicional de selenio. Se midió la concentración de selenio en plasma, sangre total y orina y también las complicaciones aparecidas después del infarto del miocardio, encontrándose un incremento significativo en la actividad de la glutatión peroxidasa en los pacientes bajo tratamiento intravenoso de selenio en la fase aguda del infarto cardíaco. Además, entre el primer y tercer día, las complicaciones fueron menos frecuentes en el grupo que recibía suplementación con selenio que en el grupo control.

Se han encontrado también bajos niveles de SOD en pacientes con angina de pecho y después de infarto del miocardio, lo que confirma que la enzima SOD protege el músculo cardíaco del daño de los radicales libres después de la isquemia. El aumento es inversamente proporcional a la función ventricular izquierda y pudiera ser utilizado como un marcador para la valoración del daño isquémico.

Sabemos que las prostaglandinas son compuestos que pueden ser formados por la peroxidación catalizada por radicales libres no enzimáticos del ácido araquidónico libre. En los estudios realizados se demostró que una novedosa familia de isómeros tipo prostaglandinas se formaron como resultado de la oxidación por radicales libres sobre el ácido araquidónico esterificado a fosfolípidos en las membranas celulares, llamado isoprostanos. Diferentes isoprostanos pudieran ser producidos preferentemente bajo condiciones de estrés oxidativo. Por ejemplo, en un estudio realizado en ratas deficientes en vitamina E y selenio se encontraron elevados niveles de isoprostanos, así como en humanos después de una terapia trombolítica. Niveles elevados de estos compuestos en plasma y orina han sido asociados con otros factores de riesgo cardiovascular como son diabetes tipos 1 y 2 y la hipercolesterolemia, y fueron encontrados también en las lesiones ateroscleróticas.

Hasta la fecha, el impacto de la terapia antioxidante sobre los niveles de isoprostanos en humanos muestra datos relativamente pobres, pero en estudios realizados con suplementos de vitamina

E (100-600 mg/ día / 2 semanas) se encontró que la excreción urinaria de isoprostanos disminuyó en sujetos hipercolesterolémicos. En otro estudio realizado con suplementos de vitamina C y vitamina E, lo redujo en fumadores. El uso de la vitamina E en esa población produjo una reducción en la excreción de isoprostanos e inhibió la formación de lesiones sin afectar los niveles de colesterol. Los niveles plasmáticos de vitamina E se correlacionan inversamente con los niveles plasmáticos de isoprostanos presentes en lesiones y excretados por la orina, dato que evidencian definitivamente la relación directa entre la aterogénesis y la peroxidación lipídica in vivo, así como que la administración de vitamina E reduce la excreción de isoprostanos.

Carotenos/vitamina A (carotenoides)

Esta subclase de terpenos forma los pigmentos de color amarillo intenso, naranja y rojo que se encuentran en vegetales como el tomate, la remolacha, la naranja y el aceite de palma. Los carotenoides se encuentran también en ciertas especies animales a las cuales prestan brillantes colores (por ejemplo, los flamingos), mientras que la yema de huevo es amarilla debido a la presencia de carotenoides que protegen a la grasa insaturada contenida en la yema. La familia de los carotenoides -de los cuales existen más de 600 compuestos- incluyen dos tipos distintos de moléculas: carotenos y xantofilas.

Los carotenos incluyen alfa, beta y epsilon-caroteno, los únicos que poseen actividad como vitamina A, siendo el beta-caroteno el más activo. Estos carotenos, conjuntamente con el gama-caroteno, el licopeno y la luteína (que no tienen actividad como vitamina A), parecen ofrecen protección contra el cáncer de los pulmones, cáncer colon-rectal, cáncer de las glándulas mamarias, cáncer de útero y cáncer de próstata. Los carotenos tienen un efecto favorable en el sistema immunológico y protegen a la piel contra la radiación ultravioleta, ejerciendo su efecto protector en casi todos los tejidos. Por lo tanto, el efecto protector general es mayor cuando todos los carotenos son ingeridos conjuntamente en la dieta.

Beta-Caroteno

Es el precursor de la vitamina " A " (retinol).

Protege a los neutrófilos frente a los radicales libres producidos en las reacciones inflamatorias, sin alterar la capacidad destructora de bacterias.

Presente en forma abundante en tomates, sandías y pimientos rojos, es el carotenoide encontrado en más alta concentración en el plasma sérico humano. Su concentración (0.5 mmoles/L de plasma) constituye aproximadamente el 50% de los carotenoides totales. Estudios llevados a cabo durante seis años por las Escuelas de Medicina y de Salud Pública de la Universidad de Harvard en las dietas de más de 47.000 sujetos, indican que de 46 frutas y vegetales evaluados, sólo los productos ricos en tomate (que contienen altos niveles de licopeno) tales como espaguetis o arroz, podrían reducir el riesgo de cáncer de la próstata. La actividad biológica del licopeno incluye su acción antioxidativa y el control del crecimiento celular, pero no su actividad como vitamina A.

Los beneficios para la salud pueden lograrse mediante el consumo de 2 vasos de jugo de tomates (540 ml) diarios. El beta caroteno ingerido es almacenado en el hígado, los pulmones, la próstata, el colon y la piel, donde su concentración tiende generalmente a ser más alta.

Otros estudios sugieren que podría reducir el riesgo de la degeneración macular, oxidación de lípidos séricos y cánceres de los pulmones, de la vejiga, del cérvix y de la piel. Otro investigador sostiene que aunque la evidencia indica efectos beneficiosos, es necesario considerar que muchos otros componentes potencialmente benéficos están presentes en los tomates y otros productos vegetales, y cuya interacción entre sí y con los beta-carotenos, podrían contribuir a los efectos anticancerígenos observados y esto necesita mayores estudios y confirmación.

Ácido alfa-lipoico
Es un carotenoide de algunas verduras y frutas, que ayuda a neutralizar los efectos de los radicales libres potenciando las funciones antioxidantes de las vitaminas C, E y de la enzima glutation peroxidasa. Abunda en el tomate.

Cinc

Descubierto en 1869 como factor esencial para el crecimiento de las plantas, se aisló por primera vez en 1886 en las algas marinas Fucus y posteriormente se encontró también en los cereales, las leguminosas y las hojas verdes de casi 100 plantas comestibles. Años más tarde, en 1950, se encontró también en el cabello y la sangre del ser humano, descubriéndose numerosas personas que padecían serias carencias.

Se encuentra asociado a más de 100 enzimas, a la síntesis de proteínas y ácidos nucleicos, al metabolismo de los glúcidos, los lípidos, y a la estabilidad de la membrana celular.
Forma parte de la SOD, realizando su acción antioxidante al proteger los grupos sulfhídricos de su oxidación. Aumenta la supervivencia de la célula a las radiaciones U.V.A.

Causas de deficiencia

El problema, lo mismo que ocurre con la mayoría de los otros oligoelementos, es que es muy difícil diagnosticar una carencia de cinc, ya que los síntomas suelen ser comunes a otras enfermedades. Lo más normal es la falta de absorción del mineral, algo que se da frecuentemente en niños y ancianos. También la presencia de ácido fítico presente en el salvado forma un compuesto que lo hace menos soluble y menos asimilable. Utilizando salvado o cereales integrales no existe este problema.

Los niños alimentados con leches artificiales suelen tener carencias de cinc, lo que podrían evitar o bien tomando suplementos de minerales o bien empleando leches enriquecidas.

El alcohol también provoca carencias de cinc por una mayor eliminación del ingerido, lo mismo que ocurre con la toma continuada de ciertos medicamentos, entre ellos los anticonceptivos.

Funciones orgánicas

Es necesario para el correcto funcionamiento del aparato genital, especialmente el masculino, interviniendo en la formación del líquido seminal y el buen funcionamiento de la próstata.

Protege a los ácidos nucleicos ADN y RNA, así como a la membrana de las células.

Favorece la utilización del ácido láctico y es antagonista del cobre.

Estimula el sistema inmunitario a través de los linfocitos T-4.

Regula el páncreas, la hipófisis y los órganos genitales.

Es decisivo para el crecimiento de los niños.

Mantiene las glándulas suprarrenales en buen estado y su capacidad de adaptación.

Mantiene los órganos del gusto, el olfato y la visión en buen estado.
Previene del envejecimiento prematuro.

Procedencia
Todas las verduras de hoja verde.
Los cereales integrales.
Los pescados y las carnes sin grasa.
Las semillas de alfalfa, las de calabaza y las de girasol.
La levadura de cerveza.
Los frutos secos, en especial las nueces.
El polen.
Coles y champiñones.
Remolacha y tomates.
Yema de huevo.

Síntomas carenciales

- Manchas blancas en las uñas
- Mala cicatrización de las heridas.
- Infecciones de repetición.
- Sentido del gusto poco desarrollado.
- Pérdida brusca del olfato.
- Anorexia.
- Retraso del crecimiento infantil.
- Escasa producción de semen.
- Infertilidad masculina.
- Caída del cabello.
- Anemia.

Otras aplicaciones no carenciales
Síndrome adiposogenital.
Obesidad.

Prostatitis.
Impotencia.
Colitis, flatulencias.
Diabetes.
Envejecimiento prematuro.
Antes del embarazo.
Heridas.
Acné.
Para estimular las prostaglandinas.
Amenorreas y esterilidad femenina.
Criptorquidia y poco desarrollo genital en niños.
Enuresis nocturna.
Reglas insuficientes.
Adenoma de próstata.
Acetonemia infantil.
Astenia.
Alopecia.
Enanismo hipofisario.

Nota:
El exceso puede causar depresiones y diarreas.

Coenzima Q-10

Mucho más que un antioxidante, es una pieza clave del metabolismo celular, concentrándose principalmente en las mitocondrias (organelas intracelulares encargadas de la producción de energía).
El Coenzima Q-10 ayuda al resto de enzimas a realizar su función, y participa en numerosos procesos corporales. Se ha comprobado una gran similitud entre las propiedades antioxidantes de la vitamina E y las de la coenzima Q-10,

jugando ambas un papel muy importante en la generación de energía celular, siendo también un estimulante del sistema inmunitario, de la circulación, ayudando por ello a proteger el sistema cardiovascular.
La coenzima Q-10 disminuye con la edad y puede presentar niveles disminuidos en pacientes con SIDA, fatiga crónica, fallo congestivo del corazón y cardiomiopatía.

Procedencia
En estado natural se encuentra en la carne, vísceras, pescado (salmón, sardinas, atún), soja y cacao, aunque también puede ser sintetizada por el hígado. Si la tomamos en pastillas, en mejor unirla a ácidos grasos esenciales para mejorar su biodisponibilidad.

Funciones corporales
Estabiliza las membranas celulares.
Actúa como antioxidante.
Es un nutriente esencial para la respiración celular.
Protege al colesterol HDL (colesterol bueno) de la oxidación.
Ayuda a fortalecer los vasos sanguíneos y el músculo cardiaco en pacientes con fallo congestivo del corazón.
Baja moderadamente la hipertensión.
Es un importante antioxidante que contrarresta los radicales libres que destruyen las células y descomponen las sustancias grasas del organismo.
Frena en envejecimiento.
Mejora la enfermedad periodontal (encías), disminuyendo la placa bacteriana.
Ayuda a adelgazar al mejorar la combustión de las grasas de reserva.

Mejora la energía muscular al ser parte integral de la mitocondria, ayudando a producir ATP, la molécula básica para la energía.
Es capaz de actuar frente a los efectos tóxicos de algunos fármacos.

Indicaciones no carenciales

Se puede administrar previamente a los pacientes con cardiopatías que van a ser operados, para fortalecer el músculo cardiaco mejorando su riego sanguíneo. El postoperatorio será mucho más rápido y mejor.
Prevención en un 53% de las crisis de angina de pecho.
Taquicardias y arritmias.
Insuficiencia cardiaca congestiva, cardiopatía isquémica, prolapso de válvula mitral.
Aumentar la energía y la tolerancia ante el esfuerzo.
Mejorar la función inmunitaria.
En los enfermos de Alzheimer la unión de la coenzima Q-10 con la L-carnitina, el hierro y la vitamina B6 puede minimizar los síntomas de demencia y retrasar de forma progresiva la pérdida de memoria.
Se ha mostrado eficaz en el tratamiento de la enfermedad periodontal.
Síndrome de Ménière (vértigos).
Parálisis de Bell.
Sordera.
Distrofia muscular.
Síndrome de fatiga crónica.
Úlceras en general.

Glutatión peroxidasa

Su actividad está estrechamente ligada a la presencia de selenio y al superóxido dismutasa y la catalasa.
Cuando los organismos han sido expuestos a fármacos, radiaciones, sustancias oxido-reductoras, estará disminuida la síntesis de glutatión, llegando a ser insuficientes sus concentraciones y reduciéndose las posibilidades defensivas de la célula frente a estos radicales libres.
Una dieta equilibrada puede llegar a aportar unos 150 mg de GSH al día.
Esta enzima actúa principalmente en las mitocondrias y cloroplastos catalizando dos tipos de reacciones:
A) La reducción del agua oxigenada a radical hidroperóxido en presencia de glutatión (GSH) y selenio.
B) La reducción del hidroperóxido a compuestos más estables también en presencia de GSH.

Funciones corporales
Una de las funciones más importantes del glutatión es proteger a la célula contra la acción de los radicales libres H2 O2, además de proteger a los lípidos de la membrana celular de la peroxidación.
Resulta de utilidad en la recuperación de las vitaminas C (ácido ascórbico) y E (alfa-tocoferol), después de participar en la eliminación de radicales libres generados in situ o a distancia. El GSH interviene además en la detoxificación de compuestos xenobióticos, el almacenamiento y transporte de cisteína, la regulación del balance redox de la célula, el metabolismo de los leucotrienos y las prostaglandinas, la síntesis de los desoxirribonucleótidos, la función inmunológica y la proliferación celular.

Indicaciones

Cáncer

Varios son los estudios donde se explora el comportamiento de esta enzima en las células tumorales. El tratamiento de células tumorales con hidroxiurea y otros agentes que dañan el DNA ha incrementado, experimentalmente, el potencial de metástasis de estas células. Parece ser que esta droga induce la resistencia al daño oxidativo, ya que la eliminación de esta resistencia revierte la capacidad de metástasis. En células tumorales, la metástasis experimental inducida por la hidroxiurea parece depender de un proceso que requiere de GSH. Esta droga induce la resistencia al H2O2 debido a la inducción del GSH y de la actividad de su sistema antioxidante.

En pacientes con cáncer del pulmón se observó una relación inversa entre la sensibilidad a la quimioterapia y la abundancia de GSH.

Diabetes Mellitus

La unión no enzimática de azúcares a proteínas (glicación) es un fenómeno biológico común que está incrementado en la diabetes.

En cuanto a la etiología de esta enfermedad, se ha observado la destrucción de las células ß por el efecto tóxico de los radicales libres como resultado del flujo de células inflamatorias en el páncreas, por lo que la deficiencia de enzimas antioxidantes podría ser la base de la susceptibilidad a la diabetes, observándose que suele estar igualmente alterada la función hepática.

Obesidad

Se plantea que la ingestión de dietas ricas en grasa favorece la disminución de la actividad de la glutatión peroxidasa en el corazón y otros órganos, lo mismo que del selenio.

En conclusión, dietas altas en grasas y en colesterol inducen un desbalance de la defensa antioxidante lo cual provocará un aumento en el peso.

Ulcera péptica

La participación de la enzima en esta enfermedad es relevante ya que en ensayos realizados se encontró un déficit enzimático, tanto en el tejido hepático, como en la mucosa gástrica.

Cuando se administraron suplementos de proteínas, mejoró el efecto de las enzimas.

Enfermedad de Parkinson

Esta enfermedad se caracteriza por una disminución de las concentraciones de glutatión peroxidasa en la sustancia nigra del cerebro.

Isquemia/repercusión

En estudios en los que se ha sometido al corazón a isquemia temporal seguida de reperfusión, los resultados indicaron la estimulación de las enzimas antioxidantes después de repetidos episodios de isquemia-reperfusión; lo que sugiere que el precondicionamiento de un corazón por isquemia repetida puede provocar la activación de su sistema de defensa oxidativo, la que puede desempeñar un papel importante en la preservación del miocardio durante el daño por isquemia y reperfusión.

Ejercicio físico y envejecimiento

Se ha demostrado que durante el ejercicio físico y el envejecimiento, el sistema antioxidante sufre una importante alteración. Las enzimas antioxidantes SOD y CAT del hígado y el miocardio muestran una disminución general a edades mayores, mientras que las enzimas relacionadas con el hígado y en las mitocondriales del corazón, aumentan significativamente. Las enzimas antioxidantes del músculo esquelético están uniformemente elevadas durante el envejecimiento y una práctica continuada de ejercicio moderado puede aumentar la actividad de ciertas enzimas antioxidantes en varios tejidos.

Sin embargo, la práctica de ejercicio tiene poco efecto sobre los sistemas enzimáticos hepáticos o miocárdicos pero puede provocar respuestas adaptativas en las enzimas antioxidantes del músculo esquelético. Estos hallazgos sugieren que tanto el envejecimiento como el ejercicio intenso pueden provocar estrés oxidativo al organismo. La suplementación con carbohidratos previene en parte los daños ocasionados por la oxidación.

Isoflavonas

Tanto la soja como algunos de sus derivados, tofu (queso de leche de soja) y tempeh (semillas de soja a las que se añade un hongo específico para su fermentación), parecen influir favorablemente en el cáncer de matriz y de mama.

Las isoflavonas funcionan en forma bastante similar a los flavonoides, en el sentido que bloquean efectivamente las enzimas que promueven los crecimientos tumorales y aparentemente actúan también como hormonas. La genisteina y daidzeina que se encuentran en la soya son ejemplos de isoflavonas, siendo mejor conocidas por sus efectos

antitumorales en cáncer de la glándula mamaria en animales experimentales.
El papel de las isoflavonas es apreciado ampliamente y actualmente es asunto de intensa investigación. La doble actividad de las isoflavonas (actuando a la vez como estrogénicas y antiestrogénicas), le confieren una serie de cualidades que permiten regular el balance hormonal en la mujer, pudiendo prevenir la osteoporosis y actuar como potentes antioxidantes que protegen frente al desarrollo de cáncer de mama.
Las isoflavonas causan este efecto al competir con el propio estrógeno del cuerpo por los mismos sitios receptores de las células. Algunas de las enfermedades inducidas por exceso de estrógenos, pueden disminuirse de esta manera.

Las isoflavonas también pueden tener actividad estrogénica. Si durante la menopausia el nivel natural de estrógenos cae, las isoflavonas pueden compensar esto uniéndose a los mismos sitios del receptor, de tal modo que alivia los síntomas de la menopausia.

Un reciente estudio ha demostrado que las isoflavonas tienen potentes propiedades antioxidantes, comparables a la vitamina E. Los poderes antioxidantes de las isoflavonas pueden reducir el riesgo a largo plazo de cáncer, previniendo el daño del radical libre de ADN. El Genistein es el antioxidante más potente entre las isoflavonas de la soya, seguido por el daidzein.
La mejor manera de consumir las isoflavonas es utilizando las semillas de soja en sus numerosas variantes, siendo bastante estables y no se destruyen bajo condiciones normales de cocción.

Procedencia
Los fitonutrientes de esta subclase provienen de fríjoles -especialmente la soja y trébol rojo- y de otras leguminosas y son ejemplo de flavonoides no cítricos. Se encuentran en menor cantidad en el té verde, guisantes, lentejas, garbanzos, cacahuetes.

Indicaciones

Menopausia
Recientes estudios han encontrado que las isoflavonas de la soya pueden disminuir diversos síntomas de la menopausia, como son los sofocos, fatiga, sudor nocturno, cambios en el estado de ánimo, etc. e incrementa la densidad ósea en las mujeres. De hecho, muchos problemas de salud, menopáusicos y post-menopáusicos, pueden ser resultado de una falta de isoflavonas en la dieta occidental típica. Aunque los resultados del estudio no son completamente consistentes, las isoflavonas de la soja o el trébol rojo pueden ser provechosas para los síntomas de menopausia.

Cardiopatías
Las isoflavonas de la soja también parecen reducir el riesgo de enfermedades cardiovasculares por medio de distintos mecanismos, inhibiendo el crecimiento de las células que forman la placa que obstruye la arteria. Estas arterias normalmente forman coágulos de sangre que pueden llevar a un ataque cardíaco.

Colesterol
Se ha demostrado igualmente que la soja es definitivamente eficaz para mejorar el nivel del colesterol.

Prostatitis

Comiendo productos ricos en Isoflavonas se puede proteger contra la hipertrofia de la glándula prostática. Además, los estudios demuestran que las isoflavonas retardan el crecimiento de cáncer de próstata y eliminan las células cancerosas inicialmente formadas. Su efecto es similar al de muchas drogas comunes de tratamiento contra el cáncer.

La genisteína ha demostrado tener un efecto en la célula del cáncer de próstata, y en ratones implantados con células de cáncer de próstata humana disminuye el crecimiento tumoral.

Osteoporosis

Las isoflavonas contribuyen a mantener una buena salud ósea, ayudando en la prevención de la osteoporosis. Ésta es la razón por la que la gente en China y Japón tiene muy raramente osteoporosis, a pesar de su bajo consumo de productos lácteos, mientras que en Europa y Norteamérica sucede lo contrario. A diferencia del estrógeno, que ayuda a la prevención de la destrucción del hueso, la evidencia sugiere que las isoflavonas también puedan ayudar en la formación del nuevo hueso.

Cáncer

Las isoflavonas compiten con los estrógenos producidos por el cuerpo o introducidos y previenen que éstos activen los receptores de estrógenos disminuyendo así las probabilidades de desarrollar cánceres relacionados con hormonas.

Las isoflavonas ayudan además a prevenir el proceso de formación de nuevos vasos sanguíneos, propios de la formación de un tumor. De esta forma se deja al tumor sin fuente de alimentación impidiendo que crezca y se facilita que el organismo pueda eliminarlo.

Las isoflavonas actúan en cierto modo contra las células de cáncer similar a muchas drogas comunes de tratamiento contra el mismo. Los estudios basados en poblaciones muestran una fuerte unión entre el consumo de isoflavonas y una reducción del riesgo de cáncer de mama y endometrial. Las mujeres que comieron la mayoría de los productos de la soja y otras comidas ricas en isoflavonas redujeron el riesgo de cáncer endometrial en un 54%.

Selenio

Las primeras experiencias se hicieron con animales y se vio, como dato más concluyente, que prolongaba sensiblemente la vida, más que nada debido a su acción antioxidante y su propiedad para prevenir las enfermedades coronarias. El único requisito imprescindible para que el selenio tuviera estas propiedades era que se administrara en forma natural, procedente de la tierra y que se empleara durante bastantes años. Su carencia, por el contrario, provocaba un envejecimiento precoz, llegando a encontrarse diferencias entre los animales de experimentación de hasta un 25% más de longevidad en los que tomaban suplementos.

Pero las investigaciones sobre sus funciones aún no estaban claras hasta que se descubrió un dato importante: la vitamina E, para poder ejercer sus funciones como antioxidante, necesitaba la presencia del selenio; la sinergia era un hecho ya comprobado. La acción conjunta de ambos nutrientes conseguía detener la acción nociva de los radicales libres, los cuales eran capaces de producir reacciones en cadena mortales. Unidos a los constituyentes grasos de las células se multiplican y obtienen una fuerza extra, la cual es detenida por los antioxidantes, entre los cuales está la vitamina E.

El modo en que ambas sustancias actúan sinérgicamente se cree se debe a una enzima específica denominada peroxidasa glutationa, la cual acelera las reacciones corporales, siempre y cuando esté protegida por la vitamina E.

Funciones corporales

Es un potente y eficaz antioxidante.

Mantiene en buen estado las funciones hepáticas, cardiacas y reproductoras.

Colabora en la elasticidad cutánea y tendinosa, así como en el buen estado de las articulaciones.

Es necesario en la síntesis de las prostaglandinas, la formación del semen, la formación de la coenzima Q-10 y las defensas orgánicas inespecíficas.

Por su acción antioxidante previene del cáncer, el envejecimiento prematuro, las alteraciones de la piel y el cabello, la diabetes, así como la falta de vigor muscular.

Selenio y vejez

Los resultados obtenidos demostraron que durante la ingestión de selenio se destruían menos células y que los procesos de envejecimiento eran más lentos. No es que se pueda detener la vejez, pero lo que sí se puede conseguir es que ésta no aparezca antes de tiempo, hasta que quizá llegue el día en que podamos vivir los 120 años que parece nos corresponden y que solamente una vida errónea arrastrada durante generaciones hace que esto no sea posible.

Estudios más recientes han demostrado que los procesos acelerados del envejecimiento son los que hacen a las personas vulnerables al cáncer.

Selenio y cáncer

La mayoría de los casos de cáncer parece ser que están producidos por un daño químico en las membranas de las células que facilita la mutación de éstas. Una célula puede entonces crecer o multiplicarse y producir un cáncer extenso y es precisamente esta membrana afectada lo que hace difícil luchar contra esta proliferación celular, ya que es muy difícil romperla o privar a las células malignas de ella. Gracias a la membrana quedan aisladas del exterior y al mismo tiempo su permeabilidad les asegura el paso de los elementos nutritivos. Si conseguimos que no se puedan nutrir, mueren al poco tiempo.

La presencia de los radicales libres aumenta su voracidad y posiblemente controlando estos radicales podremos conseguir que las células cancerosas no proliferen y puedan ser destruidas solamente con las reservas orgánicas.

Los estudios sobre el cáncer de mama en los humanos dejaron bien patentes que éste estaba influido grandemente por la dieta, ya que aquellas mujeres que no eran comedoras de carne y que hacían consumo frecuente de cereales integrales y pescado, ambos muy ricos en selenio y vitamina E, tenían una mortandad menor por este motivo que las comedoras de carne.

La cantidad de selenio sanguíneo necesario para prevenir del cáncer y otras enfermedades degenerativas deberá oscilar entre 0,26 y 0,29 partes por millón. Si un paciente de cáncer tiene bajos niveles de selenio desarrolla una tendencia grande a que se produzca metástasis. Otras experiencias demostraron que el agua de manantial suele contener cantidades significativa de selenio, incluso para prevenir del cáncer, y que una forma de selenio, la selenocisteína, en unión a la vitamina A, es activa contra la leucemia.

Selenio y corazón

Las enfermedades cardiacas es un padecimiento habitual en la vejez, pero se ha demostrado que la carencia de selenio en las comidas hace que incluso los niños las desarrollen también. Una vez que comenzaron a aplicarse los suplementos de selenio en ambos casos las enfermedades remitieron en intensidad y, lo más importante, en mortandad. De un total de 13.000 niños que padecían cardiopatías no genéticas y que fueron tratados con suplementos diarios de selenio, solamente no se curaron 54.

Parece ser que los experimentos ponen de manifiesto que dosis adecuadas de selenio previenen contra las enfermedades cardiacas, especialmente la angina de pecho, y carencias de ello nos predisponen a padecerla.

La arteriosclerosis es la principal enfermedad responsable de las alteraciones cardiacas y el papel como antioxidante de este mineral tiene una acción notable en la prevención de las placas de ateroma y en su posible disolución. Igualmente, su acción sobre los radicales libres facilita el que las tasas de colesterol permanezcan en unos niveles útiles, al mismo tiempo que protege la membrana celular. También se ha demostrado que la carencia del Coenzima Q provoca deficiencias en el funcionamiento cardiaco y se necesita una cantidad adecuada de selenio para la formación de este enzima.

Procedencia

El pescado es una fuente extraordinaria de selenio (0,016 mg), pero la habitual presencia de mercurio en sus hígados dificulta la absorción.

El huevo contiene 0,021 mg, los cereales integrales 0,020 mg, las aves 0,013 mg, y la carne 0,014 mg.

Otros alimentos son:

Los mariscos, las algas marinas, la levadura de cerveza, las hortalizas y setas silvestres, Los ajos y cebollas, los limones, el salmón y la raíz del eleuterococo.

El selenio es mucho más efectivo en unión a las vitaminas A, E y C, todas potentes antioxidantes. Existen, sin embargo, algunas formas tóxicas de selenio en el mercado, como el selenito sódico, que no es recomendable tomar de manera continuada y es mejor utilizar la mezcla selenio-metionina o levadura de cerveza cultivada en selenio.
Las necesidades diarias oscilan entre 0,05 a 0,15 mg

Aplicaciones
Envejecimiento prematuro, en unión a las vitaminas A, C y E.
Enfermedades articulares, unido al cobre.
Enfermedades cardiovasculares, asociado a la vitamina E.
Distrofias musculares progresivas o traumáticas, asociado a la vitamina E.
Arteriosclerosis, hipertensión arterial o riesgo de ateromas.
Caída de cabello, junto a vitamina B, cinc y silicio.
Cirrosis hepáticas.
Como preventivo del cáncer o en una fase precoz.
Infecciones frecuentes o graves, unido a las vitaminas A y C.
Síndrome de inmunodeficiencia.
Prostatitis y adenoma de próstata, unido al cinc.
Dermatitis o tumores de piel.
Enfermedades que cursan con procesos inflamatorios.
Infertilidad masculina en unión al cinc.
Intoxicaciones por metales pesados.
Poca elasticidad de músculos y tendones.
Como preventivo de la muerte súbita infantil.
Cataratas incipientes.

Fibrosis cística.
Épocas de fuerte entrenamiento deportivo.
Como corrector de los efectos secundarios de los rayos X y las radiaciones ultravioletas.
Intoxicaciones medicamentosas, alcohólicas o por drogas.
Para prevenir las intoxicaciones por prótesis dentarias metálicas.

Toxicidad

Ya hemos dicho que el selenio en sí es un mineral tóxico, pero que si tenemos carencia de él los daños también son graves. Lo mejor es tomarlo en los alimentos naturales que sean ricos en él y si no es posible podemos recurrir a los preparados dietéticos.
La dosis diaria debe ser de 25 mcg en los lactantes, 100 mcg en los niños y 150 mcg en los adultos. Dado que los preparados dietéticos nunca sobrepasan los 10 mcg por dosis no existe peligro con ellos de sobredosis.
La sobredosis se puede detectar por el fuerte olor a ajo en el aliento y el sudor, caída del pelo, uñas quebradizas, enfermedades hepáticas y sarpullidos en la piel. Hay que tener especial cuidado con los productos industriales que contienen selenio, como son las fotocopiadoras, las células fotoeléctricas, algunas pinturas y ciertos tipos de cemento. También son frecuentes los champús y lociones a base de selenio que se recomiendan contra la caspa, los cuales pueden llegar a ser tóxicos si se emplean de manera continuada, ya que la piel absorbe bastante bien el metal.
Una pigmentación rojiza de la piel, anorexia, mal gusto en la boca, pérdida de sensibilidad en las manos y encías frágiles, pueden ser síntomas de exceso de selenio.
La glutation peroxidasa es una de las enzimas dependientes del Selenio.

Su misión es la de proteger a la células contra la acumulación de radicales superóxido, que lesionan la membrana celular, neutralizando compuestos de acción mutagénica o carcinogénica.
Una dieta equilibrada no debería producir carencia de Selenio, pero existen grupos de riesgos:
Ancianos, alcohólicos crónicos
Síndrome de mala absorción.
Estos enfermos están expuestos a riesgos de aparición de enfermedades cardiovasculares y neoplasias por déficit de selenio.

Superóxido dismutasa (SOD)

Tal vez el componente más crítico de nuestro cuerpo que es susceptible al ataque de los radicales libres es el propio plano de nuestra existencia genética: el ácido desoxirribonucléico. Se estima que los radicales libres atacan al ADN aproximadamente 100.000 veces por célula cada día.
Una de las enzimas antioxidantes más importante es la superóxido dismutasa o SOD. La SOD es verdaderamente el mecanismo maestro de defensa de las células para atrapar a los radicales libres y prevenir las enfermedades.
Una mutasa es un tipo de enzima que inicia la reorganización de los átomos en una molécula, y la función primaria de la SOD es convertir al radical libre superóxido (O2) en peróxido de hidrógeno, un radical libre menos dañino. Entre los radicales libres, el superóxido es el más poderoso y peligroso. Esto es porque debido a su estructura química requiere 3 electrones para reequilibrarse. Cuando arrebata esos 3 electrones de otras moléculas, se crea un desequilibrio aún mayor que cuando hay un desequilibrio convencional producido por un solo electrón.

También tiende a reequilibrarse así mismo más rápidamente creando más superóxidos con el potencial de causar mucho más daño. La especie de oxígeno reactivo (ROS) ha sido asociada con toda clase de enfermedades degenerativas, artritis, cáncer, la enfermedad de Alzheimer y la enfermedad de Parkinson. Además, el superóxido junto con el óxido nítrico nos lleva a la generación de peroxinitrito, el cual es principalmente responsable de la muerte de las células. Debido a que el superóxido es tan potencialmente dañino, la SOD existe en 2 formas en la célula. En las mitocondrias, las cuales son las estructuras productoras de energía de la célula, la SOD está presente como un enzima que contiene manganeso. En el citoplasma de la célula, el cobre y el zinc son los metales principales encontrados en la estructura de la SOD. La presencia de la SOD en ambos lugares, en la mitocondria y el citoplasma asegura que mucho del superóxido sea convertido en peróxido de hidrógeno.

La superóxido dismutasa ha provocado un gran interés por parte de los investigadores médicos desde su descubrimiento en 1968. Primero se utilizó en forma inyectable para tratar la artritis en adultos y problemas respiratorios en los infantes y para servir como una terapia coadyuvante en el tratamiento del cáncer.

Mientras en el pasado se usaron fuentes bovinas para obtener SOD inyectable, hoy tenemos la SOD/gliadina: la primera fuente oralmente accesible y vegetariana de la SOD y un avance revolucionario en el desarrollo de los complementos alimentarios.

Funciones corporales

Actúa neutralizando los radicales superóxido convirtiéndolos en peróxido de hidrógeno en concentraciones inferiores a 10, siempre en presencia de cinc.

La SOD es imprescindible para todos los organismos aerobios, habiéndose establecido una correlación entre los niveles de SOD y el índice la longevidad.

Aplicaciones terapéuticas

Artritis

Varios estudios apoyan la idea de que los radicales libres contribuyen al daño en las articulaciones encontrado en la artritis. Al reducir los niveles de radicales libres, la SOD puede retrasar el desarrollo y el progreso de la artritis.
Un estudio describe el proceso mecánico de cómo se producen los radicales libres en las articulaciones en la artritis. Las articulaciones sanas se mueven libremente y obtienen el flujo de la circulación adecuada. Pero en la artritis, la presión de la cavidad articular se eleva por la inflamación al grado de que el movimiento normal puede realmente colapsar a los capilares y a otros vasos sanguíneos pequeños. Esto nos lleva a una lesión llamada hipoxia o sea una falta de oxígeno en el tejido. La investigación ha demostrado que la hipoxia induce la producción de radicales libres ROS. Esta producción de radicales libres adicionales a su vez estimula una respuesta inmunológica, exacerbando y repitiendo el daño. La SOD puede reducir ambos parámetros. En pocas palabras, la SOD produce alivio a largo plazo en la artritis.

Asma

Aunque no se conocen las causas exactas del asma, la investigación ha sugerido que ciertos radicales libres ROS, incluyendo el superóxido, pueden dañar al tejido pulmonar y ocasionar problemas asmáticos. Además, la ROS exacerba los síntomas del asma y el daño acumulativo del tejido causado por los radicales libres ROS puede llevarnos a que empeore el asma. Los estudios han demostrado que cuando las células en la superficie de la mucosa de los pulmones y los bronquios se inflama por irritantes tales como el humo del cigarro o alguna enfermedad, tienden a aumentar la producción de radicales libres ROS. La sobre producción de radicales libres ROS está relacionada con algunos de los síntomas más dramáticos del asma, tales como la constricción bronquial y la inflamación de las vías aéreas.

Un estudio hace algunos años sugiere que la SOD complementaria puede contrarrestar el daño tisular relacionado con el peróxido, y prevenir enfermedades pulmonares crónicas y otros problemas relacionados con la deficiencia respiratoria.

La mayoría de los estudios clínicos generalmente encuentran que los signos del estrés oxidativo -incluyendo la producción de radicales libres ROS y sus efectos perjudiciales-, son más altos en las personas con asma que sin asma. Esto sugiere que la actividad más alta de los radicales libres está asociada con asma severa, y que los antioxidantes como la SOD pueden ayudar a aliviar algunos de los síntomas del asma.

Alergias

Los alérgenos y los agentes químicos pueden disparar una severa constricción bronquial difícil la respiración. Parte de este proceso es una producción masiva de ROS como reacción a estos alérgenos. Esta producción de ROS se hace rápidamente destructiva y empeora la respuesta asmática en un ciclo dañino. En un estudio clínico se encontró que la SOD puede reducir la severidad de un ataque de asma provocado por alergenos y otros agentes químicos. Los investigadores han encontrado que los niveles adecuados de la SOD reducen el efecto constrictor de los alergenos y hace más fácil la respiración.

Cáncer

Una de las principales causas del cáncer es la genética, lo que significa que la malignidad se origina por un gen. Una vez que un gen, que normalmente es responsable de producir células sanas, muta y empieza a producir células enfermas, se llama oncogen. Ese gen dañado estimula el crecimiento rápido e incontrolado de células cancerosas. Otra clase de genes llamados genes supresores de tumor se dedica a prevenir crecimientos malignos en el cuerpo. La tarea de estos genes es detener la reproducción de estas células con estructuras de ADN anormales. Pero si los genes supresores de tumor se dañan por los radicales libres, puede que sean incapaces de detener el crecimiento celular irregular, lo cual puede entonces dejar a nuestro cuerpo indefenso.

Los radicales libres ROS pueden alterar el ADN y la membrana de las células resultando en un código genético mutado dentro de la célula. Esto al final nos puede llevar al cáncer.

La SOD puede inhibir la metástasis, retrasar el crecimiento tumoral y prevenir el daño celular inicial que puede llevarnos al cáncer. Además la SOD puede ayudar a proteger y reparar el tejido sano que es dañado por los tratamientos de quimioterapia y radioterapia.

Algunos estudios han demostrado que la SOD no solamente inhibe la propagación de los tumores, sino que además cuando se combina con la quimioterapia la hace más efectiva. Por otro lado, la evidencia muestra que la SOD reduce la efectividad de ciertas sustancias químicas que son responsables de la reproducción de los genes dañados que pueden llevarnos a la generación de células malignas.

Inclusive una sola exposición a la radiación UV puede causar una disminución importante en la SOD antioxidante hasta por 72

horas después de dicha exposición. Un estudio clínico implica que la SOD no solo puede prevenir el cáncer de la piel lo mismo que otras enfermedades dermatológicas, sino que puede realmente aumentar la capacidad del cuerpo para producir más SOD.
Un estudio sugiere que la SOD usada en conjunto con la terapia de radiación no sólo puede prevenir el daño inmediato de la radiación, sino también protege contra el daño que puede ocurrir más tarde.
En un estudio clínico de pacientes con cáncer tratados con radiación, se demostró que la SOD ayuda a aliviar -y a veces hasta revertir- la fibrosis inducida por la radiación. Lo mismo se demostró en otro estudio con relación a la quimioterapia. En nuestras investigaciones hemos logrado constatar que los niveles inferiores de la SOD están asociados con tumores agresivos y metales tóxicos.
La SOD, finalmente, es una de las defensas importantes preliminares contra la invasión y la propagación del cáncer en los leucocitos y mejora las acciones de otros medicamentos anticancerosos.

Vitamina C

Se trata de una sustancia blanca, soluble en agua y muy estable en forma seca, aunque se oxida con facilidad disuelta en líquido, en presencia de oxígeno, en un medio alcalino o con el calor. Cristalizado es estable en el aire.
Está ligada al ácido nucleico del citoplasma por intermedio del hierro.
En el organismo humano hay varias sustancias que tienen actividad como vitamina C, aunque la más activa es el ácido L-ascórbico, siendo el D-ascórbico el menos eficaz.

Mientras que la mayoría de los animales pueden sintetizar su propio ácido ascórbico, el hombre depende exclusivamente de fuentes externas, aunque su absorción es muy fácil a nivel intestinal, salvo en la vejez o en presencia de cobre o infecciones intestinales.
Se almacena muy pobremente, aunque las enfermedades carenciales no aparecen sino después de muchos meses de carencia, centrándose primeramente en los tejidos y fluidos orgánicos, ya que la glándula suprarrenal y el hígado mantienen niveles altos durante mucho tiempo. Solamente la estimulación forzada de la glándula suprarrenal por la hormona adrenotropa, agota sus reservas.
El producto final del catabolismo del ácido ascórbico es el ácido oxálico, el cual se elimina por orina, aunque en algunas especies también lo hace por vía oxidativa, como bióxido de carbono.
Se almacena en los tejidos de la glándula suprarrenal, el riñón, hígado y bazo, y otra cantidad permanece libre en el suero para cubrir las necesidades diarias estimadas en 0,5 mg por kilo de peso, lo que equivale a 30 mg diarios en un adulto. Estas necesidades aumentan hasta los 150 mg en el embarazo, la vejez y las enfermedades infecciosas.

Propiedades

Participa en la oxidación de ciertos aminoácidos, incluyendo a la tirosina.
Ayuda a la conversión del ácido fólico en folínico y a su almacenamiento.
Desempeña un papel esencial en el transporte del hierro, el cual se combina con una proteína para almacenarse como ferritina, facilitando posteriormente su absorción intestinal.

Es necesario para la elaboración del cemento intercelular, para el crecimiento y la regeneración de tejidos, estimulando, por tanto, la cicatrización en las heridas.
Posee un efecto estimulante de la actividad fagocitaria de los linfocitos, ayuda a la formación de los anticuerpos y es componente esencial de las fibras colágenas. Mejora la resistencia orgánica en caso de infecciones y estimula la formación de hormonas suprarrenales.
Ayuda al mantenimiento del tejido conectivo, tejido osteoide del hueso y la dentina de los dientes.
Es necesaria para la recuperación de la piel en las quemaduras.
Interviene en los sistemas oxidativos del organismo, en el metabolismo de la fenilalanina y la tirosina y activa la prolina y la lisina, protegiendo también al ácido fólico.
Posee actividad inhibidora en los procesos alérgicos y es antitóxica frente a numerosos agentes patógenos, ya sean medicamentosos, ambientales o alimentarios.
Actúa sobre todas las glándulas endocrinas y se la encuentra a nivel del hígado y los músculos.
Estimula el metabolismo intermedio y la respiración celular y favorece la hematopoyesis.
Mejora la coagulación de la sangre haciendo más activa la trombina y obra en sinergia con la vitamina P en la protección de la pared vascular.
Estabiliza las sales ferrosas.
Posee acción diurética

Procedencia
Brécol 100 mg/100 gr), escaramujos (1.000 mg/100 gr), patatas (20 mg/100 gr), coles de Bruselas 100 mg/100 gr), coliflor (50 mg/100 gr), acerola (800 mg/100 gr), naranja (50 mg/100 gr), limón (70 mg/100 gr), pomelo (40 mg/100 gr), espinacas (90

mg/100 gr), leche de vaca (2 mg/100 gr), riñones (40 mg/100 gr). Otros alimentos que también contienen cantidades altas de vitamina C son: cereza, papaya, guaraná, guayaba, piña, pera, plátano, melón, fresas y pimientos verdes.

Enfermedades carenciales

Escorbuto: En los adultos permanece latente durante 3 a 12 meses y se manifiesta con debilidad, cansancio muscular extremo, encías sangrantes, pérdida de peso y artralgias diversas. Aparecen pequeñas hemorragias en las uñas, las encías están hinchadas, se mueven los dientes por falta de soporte y puede darse gangrena en esa zona.

Las heridas no cicatrizan y se pueden abrir de nuevo las antiguas, hay hemorragias en cualquier parte del cuerpo, falta de orina, edema de los tobillos y débil resistencia a las infecciones.

La enfermedad se declara sin fiebre, con hipotensión, palidez y falta de apetito y con las articulaciones hinchadas y muy sensibles a la presión.

Puede haber anemia, ahogo, palpitaciones y debilidad mental.

El escorbuto del niño (Moller-Barlow), ataca a los niños de seis a dieciocho meses, especialmente si son alimentados con leches hervidas, esterilizadas o en polvo, y no reciben zumos de naranja. Los síntomas son similares a los del adulto pero más graves y comienzan con flaccidez general, hinchazón del vientre, edemas en piernas y vulva, fracturas por extrema fragilidad ósea y ni siquiera se pueden sentar por los dolores en la cadera.

Ambas enfermedades se pueden evitar administrando profilácticamente 100 mg de vitamina C por día cuando se sospechen carencias. Cuando la enfermedad está ya declarada son necesarios hasta 250 mg/día durante varios meses, aunque hay autores que recomiendan dosis más altas al principio para lograr una rápida saturación. En este sentido hay muchas controversias y es difícil adoptar una postura exacta, ya que las dosis van desde apenas 100 mg/día hasta los 10 gr/día.

Otras aplicaciones

Hemorragias, sobre todo de las encías y la retina. En traumatismos con derrames, en las úlceras sangrantes, en la hematuria y, en resumen, en cualquier proceso que curse con hemorragia, aunque no exista carencia de vitamina C.

Alteraciones óseas y dentarias, para reforzar la dentadura.

Disminución de la resistencia en *infecciones*, especialmente en los meses de invierno y como preventiva de *estados* gripales. En dosis altas produce un aumento en los niveles de gamma-globulinas y estimula la capacidad de adaptación de la glándula suprarrenal.

Enfermedades gastrointestinales, como hipocloridia o flora intestinal anormal. En las *colitis* ulcerosas, úlcera duodenal o gástrica.

Geriatría y procesos de *envejecimiento* prematuro.

Anginas, para reforzar las defensas.

Anemias, especialmente en las ferropénicas ya que aumenta la absorción del hierro.

Lactancia, como preventivo del escorbuto.

Herpes, sobre todo el recidivante.

Cataratas, en las formas seniles, unida a otras vitaminas.

Fracturas, para asegurar la consolidación.

Alergias, tales como asma bronquial, rinitis, urticarias, etc.

Cansancio primaveral, como preventivo un mes antes.

Intoxicaciones medicamentosas o producidas por álcalis.

Enfermedad de Addison, y en todas las insuficiencias suprarrenales.

Antibioterapia, para reforzar las defensas, corregir los efectos secundarios y evitar resistencias bacterianas.
Hipotensión, cuando exista astenia, fatiga o psicoastenia.
Hiperpigmentación, del anciano.
Vómitos, por su acción estimulante del cuerpo lúteo, en los de la embarazada.
Esfuerzos musculares, en deportistas y para prevenir agujetas.
Alcoholismo, en las formas crónicas y para abortar efectos secundarios graves del medicamento Disulfiram.

Presenta una importante acción antioxidante protegiendo a los lípidos plasmáticos de la oxidación.
Actúa regenerando los radicales oxidados de la vitamina "E" cediéndoles un electrón para devolverlas en su forma reducida y antioxidante.
Al ser hidrosoluble, es el mayor captador de elementos oxidantes en la fase acuosa del organismo, antes de que estos puedan llegar a dañar a los elementos lipiditos.

Vitamina E/Tocoferoles

Se han identificado cuatro diferentes tocoferoles, alfa, beta, gamma y delta, siendo el alfa tocoferol el más activo de todos, mientras que el delta tocoferol es el que mayor poder antioxidante posee. La forma alfa es un aceite amarillo, insoluble en agua y soluble en disolventes orgánicos y grasas, oxidándose con facilidad salvo que se presente como acetato.
Aunque se oxida con facilidad tiene, sin embargo, una gran capacidad como antioxidante y por ello se le emplea habitualmente para evitar el enranciamiento de los lípidos, como por ejemplo los ácidos grasos poliinsaturados y la vitamina A, a la cual protege y potencia. Este efecto ha motivado su imparable

despegue en los últimos años al saber la importancia que tienen en el ser humano los antioxidantes, entre los cuales el selenio y la vitamina E son dos de los más activos. Antes de ello, su importancia como nutriente estaba en entredicho y pocos médicos lo empleaban como terapéutico.
Es estable al calor y a los ácidos, pero sensible a los álcalis, la luz ultravioleta y el oxígeno, destruyéndose en contacto con el hierro, el plomo y grasas rancias. Al no ser soluble en agua no es destruida en la cocción de los alimentos, aunque sí por la congelación, salvo que se emplee como acetato.

Propiedades

Aunque como ya hemos dicho todavía no sabemos apenas nada esencial sobre este nutriente, se le atribuye un papel esencial en la respiración celular por su acción sobre los niveles de la coenzima A y de ubiquinona. Este enzima es importante en el transporte de electrones y parece estar relacionado directamente con la vitamina E, lo que le hace mucho más interesante como portador de hidrógeno en la cadena respiratoria.
Su papel antioxidante mantiene la integridad de la membrana celular y evita la prematura destrucción de los hematíes, protegiendo igualmente a la vitamina C presente en los alimentos.
La absorción de vitamina E es parecida a otras vitaminas liposolubles y probablemente va unida a la ingesta de grasas y a la presencia de sales biliares. Su almacenamiento tiene lugar en el tejido adiposo y el hígado, aunque no se sabe si de esta forma está disponible para poder ser utilizado como antioxidante de la vitamina A y los carotenos.
En el adulto la dosis normal en el suero es de 1 mg/100 ml y en los recién nacidos es de 0,2 mg/100 ml, admitiéndose como ingesta recomendable entre 3 y 15 mg diarios, salvo que la dieta

contenga grandes cantidades de grasas no saturadas, en cuyo caso habría que aumentar la dosis.
Es vital para el metabolismo del hígado, protegiéndole de la degeneración grasa y las hemorragias, participa en la formación y funciones del tejido muscular liso y estriado, igualmente en el miocardio, protege del deterioro a la glándula suprarrenal y es esencial en la formación de las fibras colágenas y elásticas del tejido conjuntivo.
Indispensable para la maduración normal de la célula germinal del hombre y para el normal funcionamiento de la placenta en la mujer, parece ser que interviene en una forma preliminar de la hormona gonadotropa prolán, aunque esta hipótesis no ha podido ser confirmada al ser la vitamina E liposoluble y la hormona un compuesto albuminoide soluble en agua. También interviene en la formación de la hormona del cuerpo lúteo.

Procedencia
Los tocoferoles abundan de forma natural en las grasas vegetales sin refinar, y especialmente en los aceites de germen de trigo, arroz, maíz o soja, en semillas oleaginosas, hojas y otras partes verdes de plantas. El alfa-tocoferol se encuentra principalmente en los cloroplastos de las células vegetales, mientras que sus homólogos beta-, gamma- y delta- se encuentran fuera de estas células. Por su parte, los tocotrienoles se encuentran en la corteza y en el germen de algunas semillas y cereales. Puesto que la vitamina E y sus homólogos, los tocoferoles y los tocotrienoles, son sintetizados sólo en plantas, estos compuestos constituyen nutrientes muy importantes en la dieta del hombre y otros animales mayores.
Se obtienen industrialmente como un subproducto del refinado de estos aceites (E 306) o por síntesis química. Su actividad como antioxidante parece seguir el orden inverso a su actividad

biológica como vitamina, siendo el más eficaz el delta. Sólo son solubles en las grasas, no en el agua, por lo que se utilizan en alimentos grasos. En las grasas utilizadas en fritura desaparecen rápidamente por oxidación.
Los aditivos pueden contener los siguientes tocoferoles:
E-306 Extracto de origen natural
E-307 Alfa-tocoferol
E-308 Gamma-tocoferol
E-309 Delta-tocoferol

El uso conjunto de tocoferoles y antiespumantes, al hacer menor el contacto del aceite con el aire, protege de la oxidación. Son unos protectores muy eficaces de la vitamina A, muy sensible a la oxidación, y al igual que el ácido ascórbico, evitan la formación de nitrosaminas en los alimentos. La función biológica de la vitamina E es similar a su función como aditivo, es decir, la de proteger de la oxidación las grasas insaturadas. Aunque es esencial para el organismo humano, no se conocen deficiencias nutricionales de esta vitamina. No obstante, dosis muy elevadas (más de 700 mg de alfa-tocoferol por día) pueden causar efectos adversos.
Aunque en pequeñas cantidades, la encontramos en los gérmenes de cereales, especialmente del trigo, en las lechugas, los cacahuetes, la leche y la yema de huevo (1 ml/100 gr), por poner solamente algunos ejemplos ya que se encuentra tan ampliamente difundida por la naturaleza que es raro que el ser humano tenga carencias significativas de esta vitamina. También la encontramos en abundancia en la mantequilla (2,4 ml/100 gr), las semillas de algodón (90 ml/100 gr), las nueces (22 ml/100 gr), las legumbres y los aceites vegetales (140 ml/100 gr.)

La cantidad de estas substancias ingeridas como un componente natural de los alimentos es en general mucho mayor que la que se ingiere por su uso como aditivo alimentario, ya que se utiliza a concentraciones muy bajas. Al aceite de oliva refinado puede añadirse como antioxidante E-307, exclusivamente para sustituir al perdido en el procesado. Se utilizan también en aceites de semillas, en conservas vegetales y en quesos fundidos.

Deficiencias en animales

He creído conveniente poner los datos de las carencias nutritivas de esta vitamina en los animales, ya que han sido plenamente demostradas y con algunas reservas se pueden quizás extrapolar a los seres humanos. Su carencia produce degeneración de los testículos ocasionando esterilidad, muerte de los fetos de hembras con avitaminosis, distrofia muscular y defectos serios del sistema nervioso central y vascular.

En los pollos aparecen atrofias musculares que les hace imposible estar en pie, anormalidad embrionaria y muerte prematura, así como encefalopatías irreversibles. En los animales jóvenes hay alteraciones vasculares con hemorragias que abarcan hasta al cordón umbilical, extendiéndose con posterioridad a todos los tejidos blandos.

En las ratas hay necrosis hepática y degeneración del miocardio, mientras que los corderos acusan rigidez muscular, degeneración del sistema nervioso y reabsorción de los fetos muertos.

Deficiencias en el hombre

Todavía sin confirmar a pesar de los muchos años de investigaciones, se han observado carencias en niños aquejados de esprúe, enfermedad fibroquística del páncreas y otras formas de malabsorción. En ellos aparece pigmentación ceroide y

atrofias musculares que recuerdan a las de los animales enfermos. También se produce creatinuria y destrucción anormal de los glóbulos rojos, además de un transporte deficiente de proteínas.
En los adultos las avitaminosis son aún más raras y solamente están demostradas algunas alteraciones en la absorción de las grasas, especialmente si la dieta contiene cantidades muy altas de ácidos grasos insaturados. También se han mencionado algunas pequeñas carencias en pacientes aquejados de úlcera péptica, quizás por un efecto de autooxidación de las grasas.
Del mismo modo y sin que tenga relación con una carencia demostrada, parece ser que la cojera *intermitente* se beneficia con la administración de 400 mg diarios.
Más recientemente algunos investigadores la emplean para aumentar la vida de los hematíes en las *anemias* rebeldes al tratamiento, en los edemas y la *dermatitis* descamativa y en el aumento de la *hemólisis* por peróxido en los prematuros.
La dosis terapéutica más utilizada abarca desde los 5 a 30 mg/ día en los niños y los 100 a 600 mg/ día en los adultos.

Otras aplicaciones
En este apartado se incluyen todas aquellas enfermedades en las cuales la aplicación continuada de la vitamina E tiene algún efecto beneficioso, esté o no relacionado con su carencia.
Esterilidad masculina: Asociada a la vitamina A cuando exista posibilidad de degeneración del epitelio germinal.
Criptorquidia: Antes de administrar hormonas gonadotropinas se puede hacer un ensayo con vitamina E en niños que no hayan cumplido los seis años de edad. Posteriormente, el tratamiento solamente con la vitamina no da resultado.

Embarazo: Es útil para asegurar la absorción por el feto de las sustancias nutritivas del organismo materno y para el buen funcionamiento de la placenta.
Aborto: Cuando exista infantilismo genital en la mujer, en casos de aborto habitual o en la amenaza de aborto. También cuando existan tendencias a partos prematuros o partos de fetos muertos. Hay que asociarla a la vitamina C.
Climaterio femenino: La menopausia es una buena indicación, mucho más en sus comienzos y con más razón cuando se den vaginitis por sequedad de la mucosa y prurito vulvar.
Metrorragias: Por hiperfoliculismo.
Riesgo de trombosis: Asociada al ácido acetilsalicílico.
Síndrome adiposo-genital: En los casos que aparecen en la pubertad y en todas las obesidades.
Cretinismo: En todas las formas endémicas ya que es coadyuvante en la formación de la hormona tiroidea.
Afecciones de*l tejido conjuntivo*: Y en las afecciones oculares.
Insuficiencia coronaria: Por su acción antioxidante de los ácidos grasos es útil en todos los accidentes cardiovasculares, en la arteriosclerosis, la degeneración del miocardio y las úlceras varicosas.
Cirrosis hepática: Por su papel protector hepático y para prevenir su degeneración grasa.
Jaquecas: Asociada eventualmente a la vitamina A.
Piorrea: Asociada a las vitaminas A, B y C.
Lupus eritematoso: Tanto en su fase crónica como en las formas escleróticas.
Inmunidad deprimida: Junto a la vitamina C y A.
Distrofia muscular progresiva: Unida al selenio.
Fiebre reumática: Unida al cobre
Envejecimiento prematuro: Para prevenir y corregir las arrugas y estimular la glándula pineal.

Trocotrienoles

Parecen inhibir el crecimiento de las células cancerosas en las glándulas mamarias, mientras que los tocoferoles no poseen este efecto. Los resultados obtenidos de recientes investigaciones parecen indicar que las funciones biológicas de tocoferoles y tocotrienoles no parecen estar relacionadas entre si.

La actividad antioxidativa de los tocoferoles y de los tocotrienoles es debido principalmente a su habilidad para donar sus hidrógenos fenólicos a los radicales libres. Aunque generalmente se acepta la idea de que la actividad autooxidativa relativa de los tocoferoles es en el orden siguiente: alpha, beta, gamma, delta, existe una confusión general en relación a su potencia relativa in vitro. En contraste a los tocoferoles, hay muy pocos artículos sobre el efecto autooxidativo de los tocotrienoles. Parece que el mecanismo de acción de estos es similar al de los tocoferoles aunque menos eficiente, una teoría que merece mayor investigación.

Toxicidad

Se han registrado casos de toxicidad relativa cuando se administran dosis altas a lactantes de bajo peso e incluso han quedado registrados fallecimientos de prematuros a causa de deterioro pulmonar e insuficiencias hepática y renal por administrarla intravenosamente. Otros autores mencionan algún caso de enterocolitis necrosante y sepsis, quizás por un aumento en la destrucción de linfocitos y macrófagos.

CAPÍTULO 11

OTROS REMEDIOS

FLORES DE BACH

La terapia con las Flores de Bach constituye un tratamiento de fondo imprescindible, al menos cuando recordamos que los seres humanos somos cuerpo, mente y alma. Cualquier tratamiento químico o natural puede fracasar si el estado anímico no está correctamente equilibrado. Además, una persona que manifieste no tener ganas de vivir, es un candidato seguro para la muerte.
Guardando bastante semejanza con la aromaterapia, pero con una fuerte identidad propia, las Flores de Bach que habían permanecido olvidadas desde hacia al menos 50 años, han irrumpido en la medicina natural para darnos una interesante posibilidad de mejorar las enfermedades del espíritu y, como consecuencia, del cuerpo.
La gran ventaja de este tipo de tratamiento natural es que cualquier persona que tenga flores a su alcance puede emplear sus remedios sin peligro alguno. Su acción es totalmente inofensiva, sin efectos secundarios y hasta es posible que ni siquiera se necesite la ayuda de un terapeuta experimentado, ya que cualquier persona puede aplicárselo él mismo, siguiendo así otros de los postulados de Bach que preconizaba que el hombre fuera capaz de curarse así mismo. La dependencia hacia un terapeuta siempre nos hace débiles, incapaces de razonar y buscar nuestras propias soluciones. La ayuda hay que pedirla cuando el problema nos desborde y seamos incapaces de

solucionarlo; cuando nuestra mente ya no esté clara. Si observamos a esos ancianos que caminan diariamente hacia la consulta del médico, como una rutina, en busca de una ayuda para el nuevo mal que les molesta, nos daremos cuenta de lo que estamos diciendo. Para el médico esa dependencia le engorda su ego, se considera imprescindible en la vida de esos ancianos, y con mansedumbre irritante les habla como si fueran niños, recetándoles un nuevo fármaco, ya que otra solución no entiende. Por eso las flores de Bach y el conjunto de la Medicina Natural molesta a estos médicos, pues pueden ser administradas por el propio enfermo, y eso no les proporciona dinero ni prestigio social.

Lo esencial para no confundirse en el remedio adecuado es mirar el estado emocional en el momento de la enfermedad, pero sin tener en cuenta los problemas físicos que puedan existir, sino exclusivamente los problemas del carácter. Es más importante, por tanto, saber si estamos deprimidos, abatidos, temerosos o nos sentimos solos, antes que reconocer y valorar los síntomas físicos. Pero como veremos a continuación no es tarea fácil diferenciar un problema emocional de otro, ya que los matices son muy variados en una misma alteración y así nos podemos encontrar, a modo de ejemplo, con diferentes tipos de miedo, como son el miedo a causa conocida, el miedo a causa desconocida, el terror, el miedo a las personas, el miedo a la enfermedad, etc. Por tanto, no existiría un sólo tipo de remedio para todos los miedos, sino uno para cada caso en particular. Afortunadamente y quizá pensando en que las enfermedades de la mente son complejas y nunca sencillas, Bach diseñó lo que él denominó como remedio Rescate, esto es, una combinación de cinco remedios que se empleaban en situaciones de emergencia o cuando no podíamos estar seguros de la verdadera esencia del problema. Estos remedios podían actuar de una manera eficaz contra problemas tan diferentes como el pánico, el choque emocional, la tristeza, el terror o las malas noticias.

Los cinco principios de Bach

1. No es necesario tener conocimientos amplios sobre medicina para poder emplearlos. Son aún más inocuos que las plantas medicinales.
2. La enfermedad en sí misma no es lo importante.
3. La mente es la parte más delicada y más activa de nuestro cuerpo y sus manifestaciones nos indican con claridad el remedio que necesitamos.
4. Más que la propia enfermedad, lo importante es la forma en la cual reacciona el organismo, pues no hay enfermedades, sino enfermos.
5. Los conflictos emocionales, miedo, depresión, confusión, duda, irritabilidad, deseos de estar solo o acompañado, así como la indecisión y la desesperación, son las guías que necesitamos para conocer la forma en que un enfermo ha sido afectado por su enfermedad.

Las Flores de Bach se administran tres veces al día, poniendo cuatro gotas del extracto debajo de la lengua. En ocasiones y si el estado del enfermo es delicado, se puede lograr la absorción de las esencias frotando las gotas simplemente en la cara interna del brazo. También se puede perfumar el ambiente con ellas.
Estas son las recomendadas en casos de cáncer:

Aulaga *(Ulex europaeus)*
Esperanza. Ánimo para no abandonar y a resistir los malos momentos, pues siempre hay nuevas puertas y posibilidades.
Para el desaliento y la desesperanza profunda. La pérdida de la

voluntad para seguir luchando en situaciones dramáticas, como una enfermedad o penuria económica. Negativismo y poca predisposición para probar nuevas vías.
Castaño dulce *(Castanea sativa)*
Transformación para ampliar horizontes y ayudar a que afloren nuestras reservas internas.
Para los que se sienten al límite de la resistencia física, psíquica y espiritual. En estados de extrema desesperación y angustia, cuando creemos que no podemos soportar más.
Heliantemo *(Heliantemun nummularium)*
Coraje. Aporta valentía.
En casos de miedo extremo. Temor exagerado a la muerte, terror, pánico. Para sobrellevar el peligro y afrontar la inexorable muerte.

OLIGOTERAPIA

Explicar y demostrar cómo actúan los oligoelementos en aquellos casos en los que no existe carencia de ellos, es el punto más conflictivo para que sean admitidos como imprescindibles entre la comunidad científica. Aunque sabemos que están ligados a numerosos sistemas enzimáticos que regulan nuestro metabolismo, es difícil demostrar cuál es el modo de acción cuando no existe esa carencia. Por eso la ciencia de la oligoterapia quizá nunca sea un modo terapéutico introducido oficialmente y ni siquiera se llegue a estudiar en las universidades, ya que para ello no bastan los resultados sino las demostraciones.
Ménétrier, su descubridor, comprendía esta dificultad y aprovechó las oportunidades que le ofrecieron en el Instituto Pasteur de París para experimentar con diferentes mezclas de oligoelementos y aplicarlos, al principio de manera empírica, en

un grupo de pacientes voluntarios. Los primeros resultados demostraron lo que ya sabía, que no actuaban para cubrir carencias nutritivas y su actividad estaba ligada a reacciones individuales del individuo. Por ello y al igual que ocurre con la homeopatía, el tratamiento debía ser siempre personal, sin tratar las enfermedades sino al enfermo. No obstante, pronto apareció un dato que permitiría quizá unificar en cierto modo los tratamientos y hacerlos más universales: existían grupos de individuos caracterizados todos ellos por síntomas y caracteres similares.
La administración de los oligoelementos se puede hacer en forma de ampollas bebibles, cápsulas o gránulos una vez por día, aunque como veremos a continuación, en los casos agudos se podrán administrar sin peligro alguno cada hora. En el caso de administrar varios oligoelementos es mejor no darlos mezclados y espaciarlos al menos media hora, aunque no es una norma que sea totalmente imprescindible. Lo que sí es necesario es darlos una hora antes de las comidas o dos horas después.
Esto son los recomendados:

Germanio

Con un peso atómico de 32 y una densidad de 5,36, el germanio 132 (nombre que se dio a una variedad hidrosoluble procedente de los alimentos) no parecía un elemento esencial en la dieta humana, ya que en las plantas apenas se encontraba en una concentración de 20 partes por millón. En esa proporción, además, era imposible extraerlo para poder emplearlo en dietética.
Lo que sí se averiguó enseguida era que las plantas que tenían germanio en cantidades significativas tenían una gran reputación como rejuvenecedoras y, lo que es más importante, como

agentes antimicrobianos, pues en ocasiones eran más potentes que los antibióticos normales. Después se demostró que una planta que creciera en un terreno abonado con germanio tenía un mejor crecimiento y una mayor resistencia contra las plagas y parásitos, así como contra los fenómenos climáticos adversos. Las tierras enriquecidas con germanio, además, multiplicaban por diez las cosechas y su crecimiento era también más rápido. Pero, aunque estas buenas propiedades fueron avaladas por numerosos científicos, su papel en la alimentación humana no fue considerado, especialmente porque era tóxico. Afortunadamente, el hallazgo por el Dr. Asai de una variedad muy soluble, con un pH cercano al del cuerpo humano y muy estable, consiguió que se pudiera experimentar con facilidad.
Esta forma "natural" del germanio se absorbe bastante bien a nivel del intestino delgado y se concentra en sangre apenas en tres horas, consiguiendo una ligazón a las proteínas plasmáticas durante 72 horas, lo que asegura su biodisponibilidad. Un nutriente, por ejemplo, que se absorba rápido y no se ligue a las proteínas plasmáticas, es posible que se elimine también con gran rapidez, antes de que pueda ser metabolizado. Otra ventaja es que no se almacena en ninguna parte orgánica y es excretado finalmente a través de la orina y la bilis, por lo que no es posible toxicidad alguna, al menos para el tipo de germanio comercializado.

Funciones orgánicas
Aunque no se puede considerar un nutriente esencial en la alimentación humana y no se le conocen enfermedades carenciales, el uso como complemento a la dieta aporta muchas ventajas, teniendo en cuenta sus efectos fisiológicos.

- Incrementa la resistencia a las infecciones por lo menos un 200%, quizá por su efecto sobre los linfocitos de la serie T y B. También sabemos que potencia la capacidad devoradora de los macrófagos, incrementa la producción del interferón orgánico y estimula la producción de anticuerpos inespecíficos.
- Mejora la utilización del oxígeno celular, permitiendo una mejor captación a través de los hematíes, al mismo tiempo que ejerce como antioxidante.
- Activa la secreción de las endorfinas y es un potente analgésico, especialmente en procesos dolorosos cancerosos. Este efecto permite asociarlo a la morfina y disminuir así la dosis.
- Disminuye la mortandad en los procesos tumorales y prolonga la supervivencia en los casos irreversibles.
- Tiene un buen efecto antidegenerativo.
- Estimula la formación de hematíes y favorece la producción de hemoglobina.
- Mejora la oxigenación celular.
- Ejerce un marcado efecto antidepresivo y antiestrés.
- Normaliza las tasas altas de colesterol.
- Regula el sistema nervioso y la tensión arterial.
- Mejora la captación del oxígeno a nivel cardíaco, especialmente en situaciones deficitarias.
- Mejora la oxigenación en los procesos ulcerosos por decúbito.
- Alivia la insuficiencia respiratoria en el asma.
- Estabiliza la diabetes.
- Es un buen analgésico en los procesos reumáticos.

Aplicaciones

Es útil en el envejecimiento prematuro, los estados de desvitalización general, el síndrome de fatiga crónica y la impotencia. Se recomienda como terapia de fondo en casos de cáncer, SIDA, virus de Epstein-Barr, síndrome de fatiga crónica, úlceras y problemas metabólicos en general.

Aplicaciones no carenciales

Aunque sus efectos no son inmediatos, se puede utilizar en solitario o unido a los tratamientos naturales habituales en:

Estados dolorosos en los procesos tumorales, aunque hay que emplear dosis altas.
Reumatismo articular, artritis y artrosis degenerativa.
Artritis reumatoide.
Envejecimiento por exceso de radicales libres.
Carencia de oxígeno en procesos pulmonares crónicos y asmáticos.
Diabetes, para potenciar el efecto de la insulina o poder disminuir la dosis.
Isquemias, angina de pecho y recuperación del infarto.
Dolores de cualquier tipo.
Infecciones por virus.
Preventivo de la metástasis tumoral.
Insuficiencia venosa, úlceras varicosas, sabañones y principio de gangrena.
Herpes.
Pocas defensas orgánicas o infecciones graves.
Depresiones, angustias.

Cobre-oro-plata

(Síndrome de envejecimiento)

La unión de estos tres metales fue investigada por primera vez por Ménétrier, ya que su composición les situaba en la misma línea y estructura electrónica periférica, asegurando así una sinergia importante. Aunque el oro ya era utilizado ampliamente por la medicina química en el tratamiento del reumatismo, nadie había pensado en aplicarlo junto a dos metales que tenían muchos puntos coincidentes.

La falta de energía es la mejor aplicación para esta unión, especialmente la que se da en la vejez y durante las enfermedades graves. En estos enfermos concurren una serie de circunstancias, entre ellas: poca capacidad de respuesta ante las enfermedades, falta de voluntad psíquica para encajarlas y un decaimiento general tan intenso que no aceptan consejos ni colaboraciones. Hay también falta de memoria, no pueden concentrarse y pierden el interés por seguir viviendo. Con anterioridad a esta patología tan seria se habrán dado fístulas anales, infecciones de vías respiratorias altas, reumatismos deformantes, poliartritis y una gran sensibilidad al frío. Los pólipos, la colitis hemorrágica, el cáncer y el SIDA, son la consecuencia del fracaso en la lucha por la vida.

La terapia con cobre, oro y plata suele dar resultados espectaculares si aún se llega a tiempo, ya que en primer lugar se da una estimulación de la glándula suprarrenal y con ello un aumento de las hormonas de la supervivencia. Después viene la restauración enzimática que conducirá quizá a la curación.

Esta diátesis 4 suele desencadenarse tras un período de estrés o desadaptación, o tras un importante shock psíquico, como divorcio, despido laboral o muerte de un familiar.

Pueden tener astenia global y profunda, constante durante todo el día; aunque también puede ser intermitente, con períodos de euforia y agresividad.

Hay crisis de pánico, hipersensibilidad al frío y al invierno, sueño irregular, con insomnios y pesadillas terroríficas, con sensación de disminución de la vitalidad. Psicológicamente se dan todos los grados de depresión, indiferencia por las actividades profesionales y por la familia, declarándose episodios cortos de rebelión, agresividad y angustia. Los comentarios indican un deseo de dimitir, de abandonar todo para reposar, incluso de desaparecer, pues la existencia ha perdido interés. De continuar, el suicidio se vislumbra como una alternativa fácil, aunque en los niños es más difícil de detectar, existiendo una tendencia a la soledad, a no comunicarse o jugar con otros niños.

Padecen con frecuencia:
Entre las características de esta diátesis está el recorrido por multitud de terapeutas, disponiendo pronto de infinidad de informes y tratamientos abandonados con la misma rapidez que se iniciaron. Hay también historias de infecciones agudas y recidivantes, incluso víricas, con subidas de temperatura inexplicadas y repetitivas, siendo frecuentes las otitis supuradas, anginas purulentas, cistitis, piorrea, reumatismo y cefaleas.
La capacidad del sistema defensivo está muy mermada y aparecen linfopatías, infecciones pulmonares o cutáneas, tuberculosis de evolución rápida, reumatismo crónico, leucemias y fenómenos de envejecimiento global, así como cáncer.

En resumen:
Reumatismos graves, fiebres altas, infecciones severas y de repetición, viriasis, caquexia y envejecimiento intenso. Cáncer terminal.
Cansancio continuado inexplicable, poca capacidad moral y psíquica para la lucha diaria, angustia, insomnio y pesadillas.
Deformaciones de columna con cifosis y escoliosis, anginas de repetición e hipertrofiadas, bajas defensas orgánicas, mala memoria, indecisión, falta de estímulo vital y depresión.

SALES DE SCHÜSSLER

Constituyen una terapia de apoyo para resolver situaciones de deterioro manifiesto del organismo, cuando la persona apenas come y se teme por su vida. Quizá no logren curar la enfermedad, pero al menos mejorarán la calidad de vida. También pueden resultar muy útiles en las primeras fases de la enfermedad tumoral, momento en el cual el desequilibrio orgánico trata de restablecerse y necesita una ayuda.

El Dr. Schüssler llegó a la conclusión de que, si los tejidos no reciben de la sangre la cantidad adecuada de cada una de las 12 sales bioquímicas estudiadas, se altera el movimiento molecular de las sales en los tejidos y consecuentemente se desequilibra el funcionamiento de las células y su metabolismo, lo que produce los fenómenos conocidos como enfermedades.

Es importante destacar que este tipo de padecimientos son muy numerosos y frecuentes, y aunque aparentemente las enfermedades de esta naturaleza desaparecen, hasta que los tejidos no reciban nuevamente las sales que requieren, la enfermedad no queda resuelta.

Schüssler aseguró que "*...si en el curso de una enfermedad se retrasa la curación espontánea, entonces se deben administrar las sales minerales adecuadas, en forma molecular (potenciadas o dinamizadas). Estas moléculas pasan a la sangre a través de la mucosa bucal y desencadenan en el foco de la enfermedad un vivo movimiento molecular. De nuevo se pone en marcha el intercambio de substancias entre las células sanas y las enfermas, lo que hace que se produzca la curación...*"

Son doce las sales inorgánicas o minerales, definidas como elementos nutritivos esenciales para las células, porque actúan como agentes funcionales fisiológicos del organismo. Se trata en definitiva de una terapia celular, en la cual el aporte de las sales desencadena un estímulo que capacita a las células para una mayor absorción de las sales inorgánicas contenidas en la alimentación.

El método terapéutico de Schüssler se basa en los procesos químico-fisiológicos desarrollados en el organismo. Como concepto básico de esta química se establece que cualquier expresión fisiológica, incluidas las facultades intelectuales y las motivaciones psíquicas, están íntimamente relacionadas con los cambios químicos dentro y fuera de las células del organismo.

Schüssler centró su terapéutica en solamente 12 sales minerales presentes en la sangre y los tejidos, denominadas agentes funcionales porque ejercen una determinada influencia sobre determinadas funciones orgánicas del cuerpo. Las células asimilan las sales en forma de iones que se disponen a ambos lados, dentro y fuera, de la membrana celular, preservando la vida celular mediante el intercambio de sustancias con el exterior.

Los trastornos moleculares de las células enfermas son restaurados por las moléculas de sales minerales de igual signo, procedimiento por el que se desactiva o anula la inhibición del intercambio célula-intersticio. Al tratarse de una terapia reactiva, la cantidad de sustancia necesaria es pequeña, aproximadamente equivalente a la concentración que se encuentra en la sangre y los tejidos.

Una de las ventajas esenciales es la absorción por vía sublingual, lo que facilita que cualquier persona, esté consciente o no, tenga la edad o enfermedad que tenga, pueda ser medicada con facilidad. Su entrada en el torrente sanguíneo es inmediata, la sustancia no sufre alteraciones por la acción de los jugos gástricos ni el hígado, y es asimilada de forma rápida por las células ansiosas de esa determinada sal.

Más de un siglo de experiencia intensiva, demuestra que estos remedios producen los resultados deseados y esperados rápidamente, que son inofensivos y muy frecuentemente originan curaciones que se consideran espontáneas.

Estas son algunas de las indicaciones precisas:

Kalium phosphoricum, Ferrum phosphoricum
Primera fase del cáncer

Natrium sulphuricum
Cáncer de hígado y piel

Kalium muriaticum
Adenomas

Calcarea Fluorica
Fibromas, adenopatías cervicales

Kalium sulphuricum
Epitelioma

Natrium phosphoricum
Leucemia

Sílice
Tumores mamarios

En el resto de las patologías y en casos de enfermedad grave, se recomienda tomar las 12 sales juntas, en una dosis diaria antes del desayuno. No obstante, también se pueden aplicar en fase primaria, cuando la enfermedad acaba de ser detectada. La dosis, en cualquiera de los casos, debe ser a la 6 DH, aunque en casos agudos podría empezarse por la 4 CH, más lenta de acción pero compatible con una medicación muy exhaustiva.

CAPÍTULO 12

HOMEOPATÍA

Como sucede probablemente con el resto de los remedios naturales, la mayoría de los pacientes con cáncer acuden cuando su enfermedad está ya muy avanzada, casi irreversible, a lo que hay que sumar el daño orgánico causado por la quimioterapia y la cirugía. Esto deja a la homeopatía un terreno muy castigado, con un sistema defensivo minado por múltiples factores, por lo que no se pueden esperar resultados notorios con una terapia que busca estimular el sistema orgánico.
Según la experiencia acumulada, los siguientes tipos de cáncer responden bien a la homeopatía:

Astrocitoma del cerebro
Cáncer en cavidad oral
Esófago
Cabeza del páncreas
Recto
Ovarios
Pecho
Cervix del útero
Próstata
Vejiga urinaria
Piel
Testículos y genitales masculinos externos

No suelen responder a la Homeopatía, aunque sí a otros remedios naturales:
Cuerpo del útero
Estomago
Hígado

Los siguientes remedios Homeopáticos son comúnmente indicados en casos de cáncer:

Arsenicum album
Arsenicum bromatum
Aurum muriaticum
Baryta
Cadmium sulphuricum y otras sales de cadmium
Carcinosinum
Condurango
Conium maculatum
Euphorbium
Hydrastis
Sales de kalium (Arsenicosum, iodatum, bichcromicum y bromatum)
Magnesia phosphorica
Opium
Phosphorum
Plumbum y sus sales
Radium bromatum
Sabal serrulata
Scirrhinum
Symphytum
Terebinthina
Thuja

Tratamiento

Uno de los problemas para tratar el cáncer es que normalmente luchamos contra el tiempo, ya que cuando el enfermo llega a la Medicina Natural lo suele hacer ya en las últimas fases, cuando nadie alberga esperanzas de curación, salvo un milagro. Además, el sistema defensivo de estos enfermos está deteriorado seriamente, no tanto por la enfermedad en si, como por el tratamiento químico efectuado durante varios meses. Cirugía, rayos X y frecuentemente dosis diarias de morfina, son otros elementos que hacen claudicar al conjunto del organismo, lo que deja pocas posibilidades a la homeopatía. Esta terapia trata de movilizar catalizadores y enzimas para ocasionar una autocuración, del mismo modo que potencia las defensas orgánicas para que sean más efectivas. En situaciones normales esto casi siempre es factible, pero en el enfermo de cáncer terminal hay pocas posibilidades.

La Homeopatía nunca debe emplearse simultáneamente con la quimioterapia o radioterapia. No vale el razonamiento de *mejor todos los remedios juntos que uno por uno*. Estas modalidades interferirían con la acción de la medicina y por lo tanto el protocolo del tratamiento Homeopático sería menos efectivo. Si la quimioterapia se está dando intermitentemente, es decir, semanal o bi-semanalmente, entonces el tratamiento Homeopático puede darse en los días intercalados entre la dosis.

Por esta razón, las dosis intermitentes de quimioterapia son preferibles a la dosificación continua. Con la radioterapia en el transcurso de esta, no debe darse el tratamiento Homeopático, sino que debe empezarse al día siguiente en que termine la radioterapia.

Potencia y dosificación

Para las condiciones precancerosas la potencia 30 CH ó 200 CH una vez a la semana durante varios meses es lo adecuado.

Tres píldoras o cinco gránulos del remedio se disuelven en once cucharaditas de agua. El paciente toma una cucharadita cada 15 min. Se agita el agua suavemente entre cada dosis o si está en una botella se sacude una vez. El paciente toma 10 (diez) cucharaditas en el transcurso de las 3 horas y reserva la última cucharadita para el día siguiente. Al día siguiente se agregan 10 (diez) cucharaditas de agua a esta cucharada y se repite el proceso. La dosificación continúa por 7 días.

Se ha encontrado que este modo ha sido extremadamente efectivo para reducir rápidamente el tamaño del tumor y para disminuir el dolor.

Tipos de Cáncer y remedios frecuentemente indicados

Astrocitoma o glioma del cerebro:

Plubum metallicum. Plubum Iodatum, si el tumor está infectado. Los iodatums son excelentes antisépticos, antibióticos y pueden usarse para cualquier tumor infectado.

Baryta carbónica y también algunas veces Muriaticum, son igualmente muy efectivas en el cáncer del cerebro. La Baryta tiene una afinidad con el tejido del cerebro y la sal Muriaticum es muy buena para restablecer el flujo sanguíneo al cerebro.

Cáncer de la cavidad oral

90% requieren Aurum muriaticum, el cual tiene una afinidad estupenda con la cavidad oral.

Cáncer de la cavidad maxiliar, nasofaringe, orofaringe (tumor esencialmente del periostio), necesitan Phytolacca, Symphytum.

Cáncer del esófago
Conium, Scirrhinum.

Cáncer de la cabeza del páncreas
Ceanothus americanus. Ocasionalmente Natrum sulphuricum.

Cáncer del recto
Graphites, Acidum nitricum, Hydrastis, Aloe.

Cáncer de los ovarios
Lachesis, Lilium tigrinum.

Cáncer de pecho
Conium, Scirrhinum.

Cáncer del cuello uterino
Aurum muriaticum natronatum (este remedio es también muy efectivo para el sangrado disfuncional, leucorrea, amenorrea, etc.). Lachesis, Lilium tigrinum, Thiaspi bursa pastoris, Sepia.

Cáncer de la próstata
Conium, Thuja, Sabal serrulata, Hydrangea. La homeopatía puede reducir muy efectivamente los niveles del antígeno específico de la próstata (PSA), una situación para la cual no hay tratamiento convencional. Si el PSA está algo alto, use Thuja. Conium es más o menos específico cuando el PSA está muy alto y debe bajar los niveles a lo normal. Use la potencia 200 CH, una vez cada dos semanas y hágase de nuevo un chequeo después de dos a cuatro meses.

Cáncer de la vejiga (urinaria)
Terebinthina, Cántharis.

Cáncer de la piel
Sulphur, Arsenicum lodatum, Calcárea arsenicosa. Los epiteliomias usualmente se infectan y por lo tanto Arsenucum iodatum es a menudo un tratamiento efectivo.

Cáncer del estomago
(Resultados deficientes)
Cadmium sulphuricum, Condurango, Omithogalum umbllatum

Cáncer de los pulmones
(Resultados deficientes a menos que se trate de un tumor primario)
Conium, Scirrhinum

Medicinas para paliación de dolor
Arsenicum bromatum, Radium bromatum, Magnesia phosphórica, Plumbum Iodatum, Opium, Aconitum, Sales de kalium, cántharis.

En el cáncer sanguíneo
Ferrum Phosphoricum, China arsenicosa y Kalium arsenicosum, todo se puede usar a la 6 CH, por su profunda acción en la sangre. Ayudan en la fiebre y el dolor músculo-esquelético.

Principales remedios cancerígenos en detalle

Carcinosinum
Puede detener el deterioro rápido en los casos terminales. El cuadro que se ve con frecuencia es el siguiente:
Antecedente psicótico
Actitud moralista en una persona joven.
Sensible y con tendencia a la ansiedad.
Indeciso con torpeza mental: esfuerzo para pensar.
Dicotomía entre falta de confianza y un elevado estado moralista con principios firmes, especialmente con un niño o adolescente.
Muchos temores: pobreza, muerte, de toda clase de tragedias.
Gran deseo de dulces.
Parpadeo de ojos y tics faciales.
Cefalea frontal derecha
Sueño o perturbado.

Scirrhinum
(preparado del cáncer del hígado)
La imagen de Scirrhinum asemeja mucho a Phósphoro:
Constitución delgada y friolenta
Fuerte deseo de bebidas frías
Muchos temores
Síntomas clave: sensación de hundimiento a nivel del ombligo (Carcinoson, Kalium carbonicum, Phosphorus).

Otras características sobresalientes de Scirrhinum
Hemorroides y algunas veces una masa hemorroidal necrótica y crónica.
Afecciones glandulares.
Síntomas clave: glándulas y protuberancias que están duras como piedras (Conium).
Venas varicosas y ulceras varicosas dolorosas.

Baryta Iodata
Un tratamiento glandular muy importante y por lo tanto efectivo donde los ganglios linfáticos están involucrados. Es de uso especial en la post-mastectomía con edema del brazo. Baryta iodata es efectiva porque el componente de Baryta tiene afinidad con las glándulas y el componente de Iodata es efectivo para la infección. Puede ser posible sólo para paliar.

Sanguinaria
Es otra medicina para la estasis linfática y desordenes circulatorios en general.

Arsenicum bromatum
Un gran remedio para la piel infectada. Arsenicum tiene afinidad por la piel y Bromatum por las infecciones.
Los bromuros son generalmente grandes tratamientos para glándulas, infecciones e induración en los senos y otro tejido. Si las induraciones están calcificadas, use Calcárea fluorica. También está indicado Arsenicum bromatum en el linfoma de Hodgkin.

Aurum muriaticum
Una afinidad muy fuerte con el cáncer de la boca. También puede usarse para tratar la leucoplasia (una condición pre-cancerosa de la boca). También para el Liquen Plano, que es potencialmente canceroso y se encuentra tanto en la boca como en la piel.

Conium maculatum
Cuando hay glándulas como piedras (Scirrhinum), en cáncer del pecho, hígado, próstata, esófago y glándulas en cualquier parte. Casi específico cuando está elevado el PSA. Conium es el

tratamiento esperanzador en el cáncer de próstata (el siguiente es Sabal serrulata)

Conium y el hígado

Conium tiene una fuerte afinidad con el hígado, posiblemente porque el hígado es un órgano duro y la dureza es la esencia de Conium. Puede usarse para tratar la cirrosis alcohólica y no alcohólica, tumores benignos en el hígado y hepatomegalia.

Euphorbium officinalis

Muchos pacientes de cáncer tienen dolor severo y Euphorbium es un tratamiento muy efectivo para dolores quemantes muy severos, que se alivian por medio de aplicaciones frías. Euphorbium es un paciente friolento. El dolor quemante puede ser debido a un proceso gangrenoso interno. Debe darse a la 6 CH ó 12 CH , con frecuencia de una a dos horas.

Hekla lava

(Contiene Sílice, Alúmina, Magnesium, Óxido de hierro y Carbonato de calcio). Para sarcomas, mielomas malignos, enfermedad de anguila, algunas leucemias, y crecimientos óseos en el cráneo.

Hydrastis

Un tratamiento muy importante para el cáncer. Tyler lo resalta como muy importante para estados precancerosos. Para cáncer del estomago y para el que afecta generalmente al tracto intestinal. Es a menudo útil donde se desconoce el primario y hay muchos síntomas estomacales.

Sales de Kalium
Hay grandes medicinas para el sistema nervioso, donde hay debilidad y postración; es por lo tanto importante en etapas terminales. Kalium bromatum es útil donde hay secundarios en el cerebro, especialmente si están produciendo convulsiones.

Opium
Donde hay un dolor extremo y para síntomas que ocasionan miedo. Opium es uno de los remedios líderes para el miedo. También para el estupor, la semi-inconsciencia y sentido de resignación.

Plumbum metallicum y Iodatum
Cáncer del cerebro
Donde hay cíclicos y espasmos, o constipación (es decir, exceso de actividad o inactividad intestinal).
Parálisis muscular local.
Subluxaciones. Dislocaciones repetidas de articulaciones debido a debilidad muscular. Ataques con espasmos uniformemente de la cabeza a los pies. Cansancio físico y mental. Síntomas de esfuerzo mental. Astrocitoma, Glioma y neoplasmas de la médula espinal.

Radium Bromatum
Un gran remedio para la resequedad y descomposición en tejidos y por lo tanto está a menudo indicado en post-radioterapia. Para comezón y ardor muy prominentes.

Sabal serrulata
Hipertrofia prostática benigna. En cáncer de próstata o PSA elevado, potencia 30 CH en adelante.

Cadmium sulphuricum

Uno de los remedios más intensos. Para alivio sintomático de cáncer del estómago, cuando hay vómitos negros. Cadmium bromatum o Cadmium iodatum, pueden usarse también, especialmente si el paciente es muy sanguíneo. Cadmium iodatum puede emplearse para la enfermedad de Hodgkin.

Symphytum

Esta medicina tiene una fuerte afinidad con el hueso y puede usarse para todas las infecciones y cáncer del hueso y periostio. Puede usarse en osteomielitis con Arsenicum iodatum a la 6 CH, sarcomas, tumor de Ewing y osteoclastoma, un cáncer auto-limitante del hueso que nunca se extiende.

Terebinthina

Puede ser muy efectiva en el cáncer de la vejiga empleando una alta potencia y baja potencia solamente para alivio sintomático. Muy efectiva para la hematuria. (También en un tratamiento muy útil para albuminuria simple, por ejemplo en un niño con glomerulonefritis).

Thuja

Cáncer de la garganta, faringe, cuerdas vocales, páncreas, recto y próstata.

OTROS LIBROS DE INTERÉS

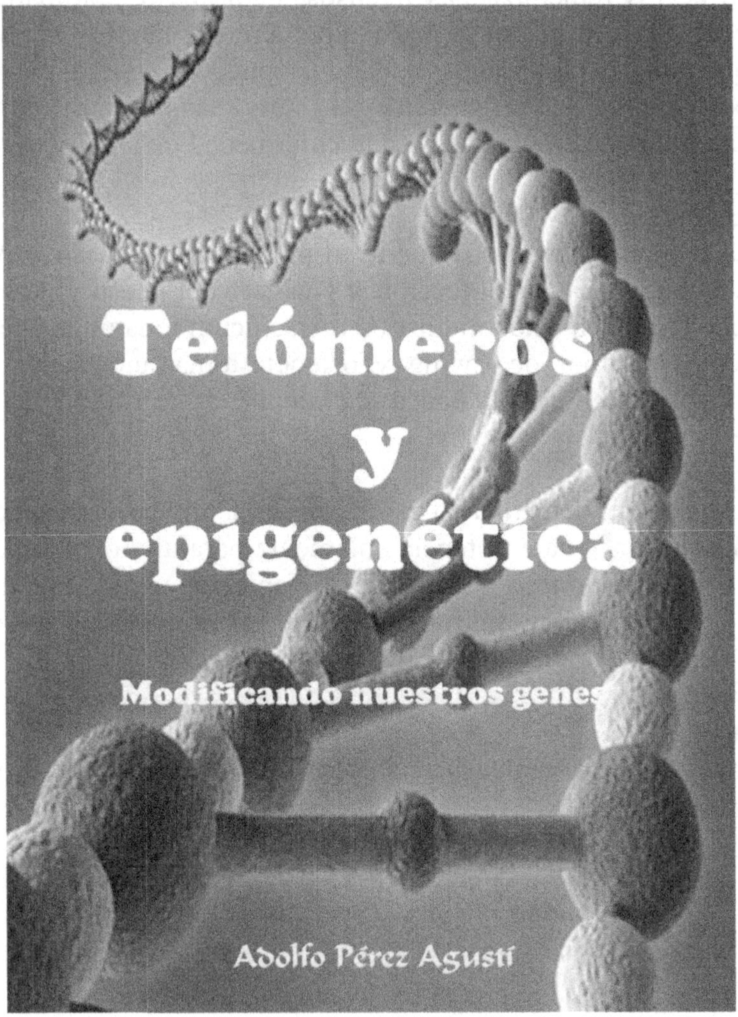

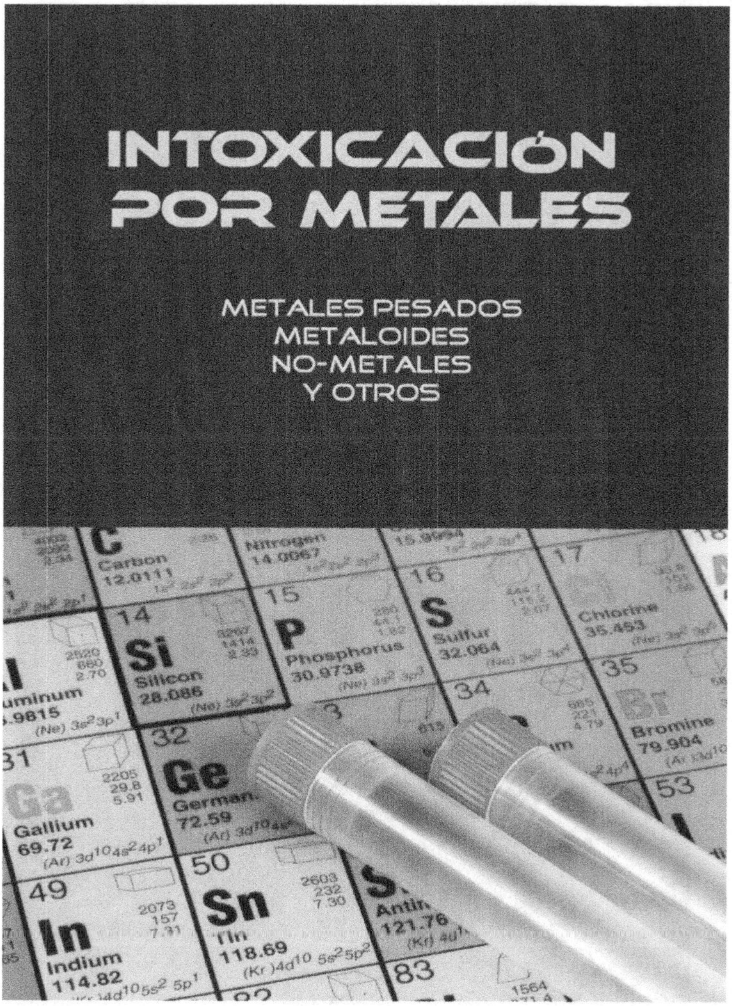
INTOXICACIÓN
POR METALES
METALES PESADOS
METALOIDES
NO-METALES
Y OTROS

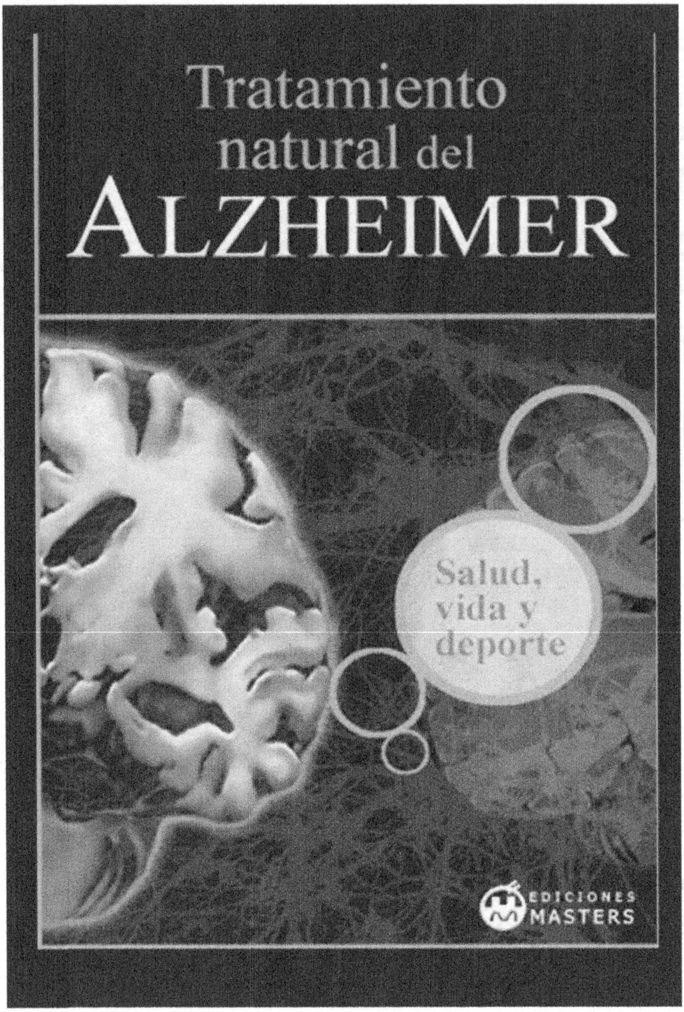
Tratamiento
natural del
ALZHEIMER
Salud,
vida y
deporte
EDICIONES
MASTERS

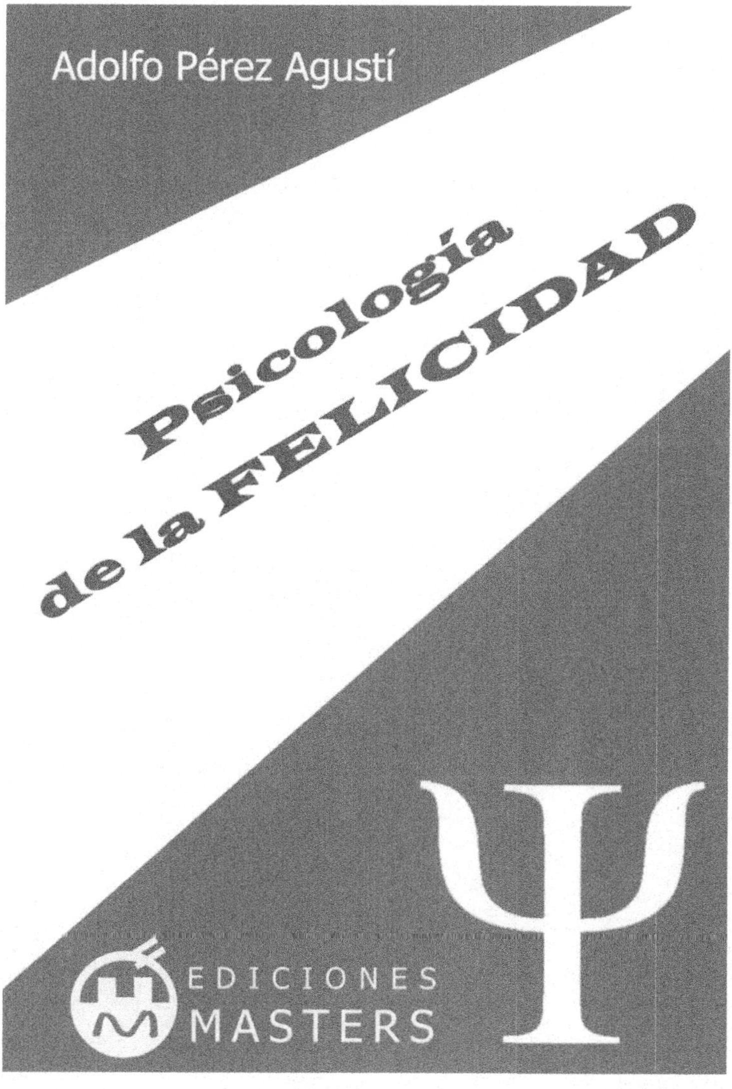
Adolfo Pérez Agustí
Psicología
de la FELICIDAD
EDICIONES
MASTERS

Made in the USA
Monee, IL
04 November 2026

67386714R00118